精编

眼科疾病诊疗学

王桂初　主编

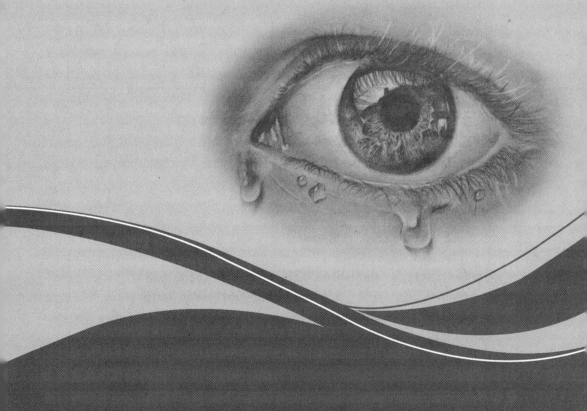

吉林科学技术出版社

图书在版编目（CIP）数据

精编眼科疾病诊疗学 / 王桂初主编. -- 长春：吉林科学技术出版社，2018.6
ISBN 978-7-5578-4644-2

Ⅰ. ①精… Ⅱ. ①王… Ⅲ. ①眼病—诊疗 Ⅳ. ①R771

中国版本图书馆CIP数据核字(2018)第140218号

精编眼科疾病诊疗学

出 版 人　李　梁
责任编辑　孟　波　孙　默
装帧设计　陈　磊
开　　本　889mm×1194mm　1/16
字　　数　250千字
印　　张　12.75
印　　数　1-3000册
版　　次　2019年5月第1版
印　　次　2019年5月第1次印刷

出　　版　吉林出版集团
　　　　　吉林科学技术出版社
发　　行　吉林科学技术出版社
地　　址　长春市人民大街4646号
邮　　编　130021
发行部电话/传真　0431-85635177　85651759　85651628
　　　　　　　　　85677817　85600611　85670016
储运部电话　0431-84612872
编辑部电话　0431-85635186
网　　址　www.jlstp.net
印　　刷　三河市天润建兴印务有限公司

书　　号　ISBN 978-7-5578-4644-2
定　　价　219.00元

前　言

近年来，随着科学技术的发展，国内外眼科学领域新理论、新技术、新方法不断涌现，使眼病的基础理论研究、临床诊断和治疗均取得了巨大的发展。同时，人们对眼科医疗服务的需求也不断增加，这些都给眼科医生提出了较高的要求。

本书涵盖了眼科常见症状、常用检查及治疗方法。眼外伤、结膜病、角膜病、巩膜病、晶状体病、葡萄膜病等内容。本书结构严谨、层次分明、内容新颖、专业度高、实用性强，是一本具有一定参考价值的眼科医学类专业书籍。

由于本书篇幅有限，难以将所有疾病全部列入。虽然编者在编写过程中精益求精，对稿件进行了多次认真的修改，但由于编写经验不足，加之时间有限，书中难免存在遗漏或不足之处，敬请广大读者提出宝贵的修改建议，以期再版时修正完善。

目　　录

第一章　眼科常见症状

第一节　视力障碍

眼功能包括形觉、色觉和光觉。视力是比较精确地表示形觉的功能,可分为中心视力和周边视力。中心视力是通过黄斑中心获得的,周边视力指黄斑以外的视网膜功能。故视力是视功能的具体表现之一。视力发生障碍,虽然很轻微,但说明了视功能受到了影响。

【病因】

引起视力障碍的病变所在部位甚为广泛,因而造成视力障碍的原因也多种多样。

1.炎症是引起视力障碍最常见的原因。

(1)感染性:由细菌、病毒、衣原体、真菌、寄生虫等引起的角膜炎、角膜溃疡、虹膜睫状体炎、脉络膜炎、眼内炎、全眼球炎、眼眶蜂窝织炎等。

(2)非感染性:泡性角膜炎、基质性角膜炎、葡萄膜炎(包括虹膜睫状体炎、脉络膜炎)、交感性眼炎、原田病、白塞综合征等。

2.屈光不正近视、远视、散光。

3.斜视、弱视

4.眼创伤　眼球穿孔伤、钝挫伤、爆炸伤、化学烧伤、辐射伤等。

5.青光眼。

6.各种眼病所致后遗症角膜瘢痕、瞳孔膜闭、瞳孔闭锁、玻璃体浑浊。

7.全身循环障碍、代谢障碍及遗传性疾病所致眼病变高血压性视网膜病、糖尿病视网膜、肾炎性视网膜病变、妊娠高血压综合征、血液病性视网膜病变、视网膜色素变性、黄斑变性、缺血性视神经病变、Leber 病等各种眼底病变及糖尿病白内障。

8.视网膜血管病和视网膜脱离　视网膜动脉阻塞、视网膜静脉阻塞、中心性浆液性脉络膜视网膜病变、视网膜血管炎、视网膜脱离等。

9.老年性和变性病变老年性白内障、角膜变性、老年性黄斑变性.

10.肿瘤眼内肿瘤、眼眶肿瘤转移癌或侵及眼球的眼睑肿瘤等。

11.其他视路病变、伪盲。

【诊断】

患者主诉视力减退，首先应了解确切的视力情况，包括远视力和近视力，以除外屈光不正和老视。若远、近视力均不好，则应看有无眼红，即睫状充血。如存在睫状充血，应当考虑角膜炎、虹膜睫状体炎（包括外伤所致）、闭角型青光眼。若无睫状充血，则应检查屈光间质有无浑浊，如角膜瘢痕、变性、白内障、玻璃体浑浊等。或为开角型青光眼、眼底病变。通过眼底检查，对视网膜、脉络膜、视神经病变可以明确。如上述病变均不明显，则要通过视野检查除外视路病变；若均为阴性，应除外弱视。当然还应结合主诉中的其他症状全面分析。因此详细询问病史及从前向后逐步细致地检查是非常重要的。

（一）病史

详细询问视力障碍的发生发展过程。视力障碍是单眼还是双眼；是同时还是先后发生；是迅速发生还是逐渐发生；是远视力差，还是近视力差，抑或远近视力都差。有无其他症状，如眼充血、羞明、流泪、异物感、疼痛，以除外角膜炎、角膜异物、虹膜睫状体炎。头痛、眼胀、雾视、虹视为除外青光眼、单眼复视，考虑角膜、晶状体、玻璃体的浑浊、晶状体半脱位。暗点、色视、小视、夜盲、视物变形、视野缺损、眼前黑影飘动、闪光感等症状，应考虑眼底病变。并注意有无创伤史。

（二）体格检查

1.全身检查　视力障碍可由全身性疾病引起，故全面体检非常重要。尤其应注意神经、心血管及内分泌等系统的检查。

2.眼部检查　必须系统、全面地从眼外到眼内进行检查。先右后左，以防遗漏重要体征。

（1）视力：视力包括远视力和近视力检查，以便对视力障碍有一个初步印象。远视力不佳、近视力尚好，可能为近视、散光等。近视力不佳、远视力良好，可能为远视。40岁以上者考虑为老视。远、近视力均不佳，可为远视或散光，或是屈光间质浑浊、眼底或视神经病变、颅内病变等。如有睫状充血应考虑角膜炎、虹膜睫状体炎、青光眼。视力突然障碍，可能为视网膜中央动脉阻塞、缺血性视神经病变。数日内视力迅速减退，可能为视网膜中央静脉阻塞、视网膜脱离、玻璃体出血、眼及颅脑创伤、中毒、颅内急性病变等。无光感可能系视神经萎缩、眼球萎缩、眼球结核、绝对期青光眼、皮质盲等。对上述视力有了初步印象后,应按一定的步骤,从前向后逐步深入地检查。

(2)外眼检查

①眼睑:一般眼睑病变很少引起视力障碍,只有当眼睑病变引起刺激因素者,才会出现视力障碍。如眼睑内、外翻,倒睫,结膜结石,睑缘炎,瘢痕形成等。

②眼眶与眼球:眼球突出与凹陷否,眼球位置有无异常。眶周能否触及肿物,眼球转动是否受限。

③角膜:大小,有无血管翳、浸润、溃疡、瘢痕、变性、异物、畸形。

④前房:深浅、房水浑浊程度,有无积脓、积血、渗出物。

⑤虹膜:颜色、纹理,有无缺损(先天、手术),有无结节、萎缩、前后粘连、新生血管、震颤(注意双眼对比)。

⑥瞳孔:形状、大小、边缘、光反应(直接、间接、辐辏)。瞳孔区有无渗出物、色素等。

⑦晶状体:是否存在,其位置及透明度。

(3)玻璃体及眼底检查:在暗室内用直接或间接检眼镜进行检查。观察玻璃体有无浑浊、出血、液化、变性、异物、寄生虫等。检查眼底应注意视盘、视网膜血管、黄斑及眼底全貌,有无炎症、出血、渗出、变性、畸形等。

(4)特殊检查

①裂隙灯显微镜检查:能进一步观察眼部各组织的微细变化。注意角膜、房水、晶状体及前部玻璃体的微细病变。结合角膜染色术(2%荧光素溶液染色),以鉴别角膜新鲜与陈旧病变。结合前房角镜观察前房角的变化,结合三面镜观察眼底各部位的改变。

②视野:包括中心视野和周边视野,以了解视神经、视网膜及视路的功能变化。

③检影、试镜:了解屈光状态。

(5)眼压及眼球突出度的测量:青光眼的眼压测量是必不可少的,但对诊断难以明确者,尚需进一步做24小时眼压曲线、房水流出易度C值测定以及眼压激发试验。

(三)辅助检查

1.实验室检查　为了明确诊断或追究病因,血压,血、尿常规,红细胞沉降率、血糖、结核菌素试验、甲状腺功能检查、病理检查等均有重要参考价值。

2.器械检查

(1)荧光素眼底血管造影:能进一步了解眼底血液循环(达毛细血管水平)的细

微结构、动态变化以及功能上的改变,为眼底病提出更多、更详尽的诊断依据。

(2)视觉电生理检查:包括视网膜电图(ERG)、眼电图(EOG)、视诱发电位(VEP)等,以了解视网膜及视路功能。

(3)影像检查:包括胸部、眼眶X线检查,超声探查(A超、B超、超声多普勒),CT扫描、磁共振成像(MRI)等。可以显示眼部结构和病理变化,对眼部不透明组织可达到直接视诊目的。

【鉴别诊断】

创伤所致视力障碍有创伤史为依据,一般无需鉴别,以下重点介绍视力障碍无红眼症状的眼病。

(一)屈光不正与调节障碍

这种视力障碍多半是逐渐的,很难说清有病日期,眼部无异常发现。

1.近视　远视力减退,近视力正常。中度以上轴性近视可出现玻璃体液化、浑浊,主观感眼前黑影飘动。眼底呈豹纹状,视神经盘颞侧有弧形斑。若后极部巩膜向后扩张,导致Bruch膜变性,产生漆样裂纹,引起黄斑部视网膜下新生血管,而致黄斑出血。亦可致脉络膜萎缩,或形成后巩膜葡萄肿。此时近视力也受影响,称病理性近视。通过观察眼底征象及所用观测镜识别。通过检影、试镜明确诊断。

2.远视　轻度远视可以被调节代偿,故青少年轻度远视者,远、近视力可保持正常。只有度数较高的远视眼才会显出视力减退,且近视力比远视力减退早而明显。患者常因调节疲劳而有眼胀、头痛等症状。眼底检查及检影验光可明确诊断。

3.散光　远、近视力均不清晰,似有重影,伴眼胀痛、头痛,甚至恶心、呕吐等眼疲劳症状。眼底检查有时可见视盘呈垂直椭圆形,边缘模糊,用检眼镜不能很清晰地看清眼底。可通过检影验光明确诊断。

4.老视　40岁以上远视力正常,近视力减退,年龄愈大、近视力减退愈明显。特别是近距离工作时视物不清,为了看清楚,不自觉地把物体挪远,并将头后仰,甚或出现调节疲劳,如眼胀、头痛和眼眶部疼痛等。可戴正透镜予以矫正。

(二)屈光间质病变

1.角膜瘢痕或变性　角膜是无血管结构的透明组织。透明是角膜组织的最大特征,是担负其生理功能的基本要素。一旦因创伤或有害因素影响,使其透明度丧失发生浑浊,就会引起视力障碍。角膜浑浊一般通过检查即可被发现。轻者似蒙着纱幕样略呈灰雾状,重者呈磁白色。然而极轻微的浑浊尚需经特殊检查才能发现。角膜浑浊可以是全部,也可为局限性。只要发现浑浊,应进一步了解其性质。

2.白内障　白内障是常见眼病和主要致盲原因之一。可按病因、发生年龄、晶状体浑浊的部位和形态进行分类。但无论哪种类型的白内障都可借助视力及晶状体浑浊情况予以确诊。若晶状体浑浊较轻,则需通过裂隙灯显微镜检查才能确诊。若浑浊明显,则借助手电即可观察到瞳孔区呈灰白色浑浊。

(1)老年性白内障:是最常见的白内障,多在 50 岁以后,发病率随年龄增长而增加。多为双侧性,两眼可先后发病。可出现进行性视力减退,或出现单眼复视或多视,也有出现第二视力者。根据晶状体浑浊部位及形态分为皮质性白内障、核性白内障和后囊下白内障三类。皮质性者,初起浑浊出现在晶状体周边部,呈尖端向中心的楔形,故瞳孔常态下常不易被发现。继之晶状体核硬化,屈光力增强,产生晶状体性近视,使近视力改善,即为第二视力。晶状体浑浊逐渐发展至完全浑浊,视力可仅为指数、手动或光感。核性白内障是晶状体浑浊始于晶状体核,强光下因瞳孔缩小而使视力减退,进展缓慢。常有病情发展至相当程度,仍保持较好的近视力,直至晶状体核变为深棕色、皮质也发生浑浊时,近视力才显著降低。后囊下白内障是初起在晶状体后极部囊下皮质浅层出现金黄色或白色颗粒,间或有小空泡的盘状浑浊,因浑浊位于视轴区,早期即影响视力。常与核性及皮质性白内障同时存在。

(2)先天性白内障:有些除晶状体浑浊外,还有全身及眼部异常。晶状体浑浊多为双眼、静止性。呈前后极、花冠状、绕核性或完全性浑浊形态。

(3)并发性白内障:是指由眼内病变引起的白内障。常见眼病有青光眼、葡萄膜炎、视网膜脱离、视网膜色素变性、视网膜血管病等。晶状体浑浊常位于后囊,呈褐色菊花型。

(4)全身疾病性所致白内障:最常见的是糖尿病性白内障。年龄大者,体征多与老年性白内障相似,只是发病年龄较早,发展较快。典型的青少年糖尿病性白内障,多双眼发病,进展迅速。早期晶状体前后囊下出现点状或雪片状浑浊,可在数周或数月内晶状体完全浑浊。

(5)低钙性白内障:或称手足搐搦性白内障。可有甲状旁腺功能低下、婴幼儿软骨病、孕妇或哺乳期缺钙。晶状体浑浊位于前后皮质,呈多数白点或红、绿、蓝色微粒结晶,浑浊区与晶状体囊之间有透明分界,重者可迅速完全浑浊。

3.晶状体脱位　　晶状体脱位分全脱位和不全脱位。全脱位时,瞳孔区晶状体缺如,表现前房加深、虹膜震颤、眼底呈高度远视性改变,凸透镜片能改善视力。不全脱位可有单眼复视,检眼镜检查呈双乳头像。轻者散瞳后用裂隙灯显微镜观察才能发现;明显者在瞳孔可见晶状体边缘,并有新月弧形的明暗对比。可伴虹膜震颤或玻璃体疝。

4.玻璃体浑浊 玻璃体浑浊不是一种独立的疾病,而是某些眼病的一种表现。多系眼内炎症、出血、变性、异物、寄生虫等引起。轻者可有眼前黑影飘动,视力可无影响;重者自觉眼前呈云雾状昏暗,甚或仅有光感。用眼底镜检查,可见玻璃体有浑浊物飘动,重者无红光反射,眼底难以窥见。

5.开角型青光眼 开角型青光眼又称慢性单纯性青光眼。其主要特点是高眼压状态下,前房角宽而开放,与闭角型青光眼发作时房角关闭有着根本性不同。大多数患者早期无任何症状,少数病例眼压高时感头晕、头痛、眼胀或黑矇。在此阶段有时无明显体征,常被疏漏;或眼压不稳定,只有测 24 小时眼压才有助于诊断。随着病情的发展,眼压逐渐增高,视神经盘杯盘比值增大、视网膜神经纤维层病变及视野缺损,诊断才能成立。有时典型症状出现时,视力视野几尽丧失,已达不可逆转的程度。因此本病的早期诊断至关重要。有下列情况者应做青光眼排除检查:①有开角型青光眼家族史者;②晨起阅读困难;③老年人频换老视眼镜;④进行性高度近视;⑤患视网膜静脉阻塞;⑥一眼已发病,另眼应及时做检查;⑦视神经盘杯盘比值 C/D>0.6。尤其对眼压偏高,且可疑视盘改变时更应做全面检查,以便早期确诊。

检查包括:①详查眼底,主要观察 C/D 比值,视网膜神经纤维层病变情况;②详细检查视野,主要有中心外暗点及鼻侧阶梯状暗点、弓状暗点、环状暗点,或向心性收缩,晚期呈管状视野;③前房角镜检查;④眼压描记 C 值;⑤检测 24 小时眼压波动;⑥必要时做眼压激发试验。本病应与慢性闭角型青光眼鉴别。后者外眼也可无充血,自觉症状不明显,但可有典型的小发作史,即使有轻度眼胀、头痛及视物稍模糊,但常有虹视。而开角型青光眼多无自觉症状。慢性闭角型青光眼的视神经盘陷凹较开角型者浅,且前房角为窄角,并有粘连。而开角型青光眼前房角为宽角,个别者为窄角。两者主要鉴别方法是在高眼压情况下查房角,如房角宽而开放则为开角型青光眼。

6.眼底病变 外眼检查多无任何变化,其症状主要是视力减退,视物变形、变小,色视、暗点等。

(1)视网膜血管阻塞

①视网膜动脉阻塞:本病属眼科急症。能致瞬间失明,如不及时抢救会造成永久性视力障碍。单眼发病,以左眼多见。根据阻塞部位不同,分为视网膜中央动脉阻塞和视网膜分支动脉阻塞。眼底特点主要表现为缺血状态。动脉管径狭细,后极部视网膜呈乳白色水肿,黄斑中心有樱桃红点。眼底很少出血,晚期可继发视神经萎缩。如阻塞限于动脉分支,则病变以该分支供血的视网膜区为限。视网膜中

央动脉阻塞可表现视野缩小或呈管状,有时颞侧仅留一小片岛状视野。电生理检查呈典型的负相波。眼底荧光血管造影表现为动脉充盈迟缓,动静脉血管内荧光素流变细,或呈串珠状、树枝折断状,毛细血管闭塞。偶有染料渗漏或血管瘤样改变。

②视网膜静脉阻塞:视力在数日内迅速减退,不像动脉阻塞那样突然。根据阻塞部位不同分为视网膜中央静脉、视网膜半侧静脉和视网膜分支静脉阻塞。黄斑区受累时则视力显著下降。眼底表现为视神经盘正常或水肿,边界模糊,可被出血掩盖。视网膜动脉细、反光强,静脉迂曲扩张,如腊肠状。沿静脉干可见视网膜有火焰状出血,有时出现棉絮样斑。病变可波及黄斑,并有黄斑水肿。根据阻塞部位的不同,其病变波及范围也不一致,但眼底改变基本一致。眼底荧光血管造影可有静脉回流时间延长,视神经盘毛细血管扩张,染料渗漏。静脉管壁也可见荧光素渗漏。视网膜毛细血管扩张,微动脉瘤形成,晚期染料渗漏。黄斑区可出现点状或花瓣状染料渗漏,形成黄斑囊样水肿,甚或出现囊样变性,黄斑裂孔。如有视网膜大片无灌注区形成,可诱发新生血管,导致玻璃体出血、增殖,牵引性视网膜脱离。也可产生新生血管性青光眼。

(2)视网膜静脉周围炎:也称 Eales 病或青年复发性视网膜玻璃体出血。多见于男性青壮年,双眼先后发病,有复发趋势。病变多起于周边部视网膜静脉。只有散瞳检查眼底时才能被发现。病变波及静脉主干时,静脉迂曲,有白鞘,眼底可有大量出血及渗出伴视网膜水肿。黄斑星芒状渗出或囊样水肿。可并发静脉阻塞现象,大量视网膜出血若流入玻璃体,视力会突然减退。周边部毛细血管闭塞形成大片无灌注区,导致新生血管形成,也可造成出血流入玻璃体,产生增殖性玻璃体视网膜病变牵引性视网膜脱离。荧光血管造影,受累静脉管壁有荧光素渗漏和管壁着色,毛细血管扩张,微动脉瘤形成。晚期视网膜周边部有大片无灌注区,其周围可有微动脉瘤、动静脉短路和新生血管形成。黄斑也可出现点状渗漏或花瓣状渗漏。

(3)中心性浆液性脉络膜视网膜病变:是以黄斑区水肿为特征的常见眼底病。单眼或双眼均可发病,常易复发,多见于男性,发病年龄在 20~45 岁。病情可以自限。自觉视力减退,70%左右的患者视力在 0.5~1.0,很少低于 0.1。主诉视物不清,有中心暗点、视物变形、色视或小视。眼底检查,黄斑区局限性肿胀隆起,周围有光晕,中心凹反射消失。数周后有多数黄白小点沉着,或伴有色素紊乱。眼底荧光血管造影,静脉期可见一个或多个高荧光点,逐渐呈扩散型或喷出型染料渗漏。视野检查有中心暗点,应用 Amsher 方格表检查,能查出视物变形。

(4)视网膜脱离:指视网膜本身组织的神经上皮层和色素上皮层分离。分为裂孔源性视网膜脱离和非裂孔源性视网膜脱离。后者包括渗出性、牵引性和肿物所引起。通常所言,视网膜脱离主要指裂孔源性视网膜脱离。初起视网膜受到刺激产生闪光感及眼前黑影增多。继之视野中出现固定性黑影遮挡,视物变形及明显视力障碍。眼底检查,脱离区的视网膜呈灰白色水波纹状隆起,血管爬行其上。并发增殖性玻璃体视网膜病变者,眼底可见增殖条索和星状皱褶。脱离区内或附近,常可发现透见背景红色的视网膜裂孔。眼压低于正常。局限性脱离时,相应部位视野缩小,并有红蓝色视野交叉现象。

(5)原发性视网膜色素变性:具有遗传倾向的慢性进行性视网膜色素上皮和光感受器的变性疾病。夜盲和双眼视野逐渐向心性缩窄是本病主要特征。眼底检查,视神经盘呈蜡黄色,逐渐苍白萎缩,境界清晰。视网膜血管显著变细。早期赤道部视网膜有骨细胞样色素,遮盖部分血管。病变逐渐向后极部扩展,甚至累及黄斑,视网膜呈青灰色。眼底荧光血管造影,早期背景荧光呈斑驳状,动静脉充盈时间延长,晚期可有脉络膜血管无灌注区,也可见黄斑水肿所致的荧光素渗漏。视觉电生理检查视网膜电流图(ERG)呈熄灭型,眼动电泳图(EOC)表现为平坦波。

根据病史、视野、眼底不难做出诊断。早期病例可参考视觉电生理检查。

(6)全身性疾病的眼底病变:一些全身性疾病可引起眼底病变而导致视力障碍。除全身病的临床表现外,眼底表现各有其特点。

①高血压性视网膜病变:任何原因的血压增高都可引起眼底改变,其中包括视网膜病变、脉络膜血管改变以及视神经盘水肿。高血压分原发与继发两种,前者常发生在中老年人,以慢性进行性多见;后者以急进型多见,又称恶性高血压,多见于40岁以下,常见于肾病、妊娠高血压综合征、嗜铬细胞瘤等。视力障碍的程度与眼底改变的程度有关,多为双眼。眼底检查,视网膜小动脉部分或普遍性缩窄,管径不规则。血压长期持续增高,血管壁增厚,管腔狭窄,血管反光带增宽,失去透明性而呈铜丝样动脉、更重者呈银丝样动脉,并伴动静脉交叉压迫现象。由于血压急剧增高还可导致视网膜水肿、出血和渗出物。若高血压进入严重阶段还会产生视神经乳头水肿。

②慢性肾炎性视网膜病变:其眼底表现和高血压性视网膜病变极相似。特别是晚期高血压病有肾功能损害时,两者鉴别困难。必须结合病史、临床表现及实验室检查全面分析。一般情况,慢性肾炎性视网膜病变眼底呈贫血状态、灰黄色调,水肿明显,絮状渗出多。黄斑区星芒状渗出斑多见,与红润清晰的高血压眼底截然不同。

③妊娠高血压综合征性视网膜病变:发生在妊娠末 3 个月,有高血压、水肿和蛋白尿,甚至惊厥、昏迷。眼底检查,早期视网膜小动脉痉挛性收缩,管径粗细不均,管壁光反射增强,在痉挛血管附近和脉络膜梗死的血管分支供应区相对应的视网膜表面或其下方出现灰白水肿。严重时出现渗出性视网膜脱离和视神经盘水肿。此时会出现严重视力障碍。眼底荧光血管造影可见限局性脉络膜循环障碍,其周围有代偿性脉络膜毛细血管扩张渗漏,通过色素上皮损害区渗液达神经上皮下而导致视网膜脱离。同时尚可见到视网膜毛细血管不同程度的染料渗漏。终止妊娠后一般视力恢复较好。若病变损害黄斑部,或因视神经盘水肿导致视神经萎缩时,也会遗留永久性视力障碍。

④糖尿病性视网膜病变:是糖尿病的严重并发症之一,也是严重致盲眼病之一。眼底表现静脉迂曲、充盈,后极部出血点,微动脉瘤形成及黄白色硬性渗出物,或有灰白色软性渗出物及出血斑。重者有视网膜新生血管,以致引起视网膜玻璃体出血,形成增殖性玻璃体视网膜病变,牵引性视网膜脱离。眼底荧光血管造影,早期后极部可见微动脉瘤形成点状高荧光及视网膜毛细血管扩张,晚期均有染料渗漏,波及黄斑区时可有囊样水肿形成的花瓣状强荧光。也可有无灌注区形成的低荧光区,或新生血管形成的高荧光。电生理检查有助于鉴别。

(7)视神经及视路病变

①视神经炎:视力减退,视野向心性缩小或有中心暗点。炎症累及视神经盘时,眼底表现视神经盘充血,边缘模糊,轻度肿胀,盘面及盘缘少量出血、渗出。动脉细,静脉稍纡张。眼底荧光血管造影,动脉期视神经盘毛细血管扩张,随之染料逐渐渗漏,晚期视盘呈强荧光。如炎症累及视神经球后段,则称球后视神经炎。除视力障碍及视野改变外,外眼、眼底均无阳性体征。视觉电生理检查有助于诊断。急性期视力严重受损时,视觉诱发电位(VEP)显示潜伏期延长,振幅明显下降,甚至反应完全消失。视神经盘炎应与视神经盘水肿和缺血性视神经病变鉴别。

②视神经盘水肿:常由颅内压增高引起,病变多为双侧。早期出现一过性视力朦胧,晚期视力减退。眼底检查,视神经盘隆起度较高,边缘不清,生理凹陷消失。盘面及盘缘有火焰状出血或渗出,视网膜动脉正常或较细,静脉怒张。视野检查生理盲点扩大。眼底荧光血管造影视乳头上有扩张的毛细血管,静脉期多量扩张的表层辐射状毛细血管及微动脉瘤清晰可见,盘面很快出现荧光素渗漏,晚期视盘呈明显强荧光。

③缺血性视神经病变:分前部及后部缺血性视神经病变。是由于视神经的营养血管发生循环障碍所致急性营养不良性疾病。两者均会出现突然视力障碍。前

者眼底检查可有改变,视神经盘轻度水肿、色淡,有出血,血管正常或动脉稍细。视野检查常为与生理盲点相连的水平半盲或象限性视野缺损。眼底荧光血管造影,其特点为视神经盘上的梗阻区与未梗阻区荧光强弱不对称。此点和视神经盘炎、视神经盘水肿显著不同,以资鉴别。后部缺血性视神经病变早期眼底正常。视野检查,有中心或中心盲点暗点,水平或垂直偏盲,象限缺损或不规则周边缺损。晚期(4～6周后)可出现视神经萎缩。

④视路病变:该部位的病变可引起视力障碍,但在外部的直接检查是不易明确诊断的。视野检查是较为有效的诊断方法。炎症、创伤、异物、中毒、肿瘤均可导致该部位的病变。根据视野变化可以初步判断病变部位。如视野缩小伴中心暗点,考虑病变在视神经;双颞侧视野缺损提示病变在视交叉;双眼同侧视野缺损,病变在对侧视束;双眼同侧视野缺损,但无偏盲性瞳孔强直,提示病变在视野缺损的对侧视放射;双眼黑矇,瞳孔反射正常,眼底正常,为皮质盲,提示病变在距状沟皮质。为进一步明确诊断尚需结合全身体征及影像学检查。

(8)弱视:凡眼球外部、内部无任何器质性病变,矫正视力低于 0.9 者,即可诊为弱视。

(9)伪盲:如视力与行动不相称,无疾病可资解释视力障碍的原因,患者拒绝检查或检查不合作,两侧瞳孔反应良好,反复测试视野可得出不同结果,要注意有无伪盲。进一步通过检查伪盲的方法予以确诊。检查伪盲的方法很多,常用者如缩短或移远检查视力的距离,若视力结果相同,则为伪盲。如在 5m 处查视力为 0.2,而缩短距离为 2.5m 处查视力,所得结果仍为 0.2,即可诊断为伪盲。又如检查健眼视野,但不遮盖盲眼,如果所得的鼻侧视野超过 60°,可怀疑为伪盲。伪盲应与癔病性盲目或弱视鉴别。后者有精神因素存在,视诱发电位正常,暗示治疗有效。伪盲与皮质盲鉴别,后者为视中枢病变所致,异物突然出现在被检者眼前则缺乏瞬目反射。视动性眼球震颤消失。伪盲与球后视神经炎鉴别,后者有眼球转动疼痛、瞳孔开大、光反应不能持久、视野有哑铃形暗点、视诱发电位异常等以资鉴别。

第二节　红眼

红眼是指眼白发红。这是一种笼统的概念。球结膜和巩膜组织的血管在某种情况下出现扩张充血、淤血或出血时,即可呈现眼白发红。由于眼部各部分组织的血供来源不同,其表现的红眼形态也不一样,而反应的病变部位也不尽相同。因此红眼是许多眼病所共有的常见症状。临床诊断应进一步具体化,要了解引起红眼的结膜充血和睫状充血。结膜充血代表结膜或周围附属器官的原发或继发疾病。睫状充血则代表眼球本身的疾病。如角膜炎、巩膜炎、虹膜睫状体炎、充血性青光眼等。若血管本身病变或损伤破裂，则出血可积聚于球结膜下，称为结膜下出血，其也在红眼的范畴之内。而局部淤血也可导致红眼。

【病因】

由于红眼是由各种眼病所引起，因此红眼的病因也多种多样。

1.炎症

(1)感染性：如细菌、立克次体、病毒、真菌、寄生虫等感染。可引起角膜炎、角膜溃疡、葡萄膜炎、化脓性虹膜睫状体炎、眼内炎、全眼球炎、眼眶蜂窝织炎等，以及各种类型的结膜炎。

(2)变态反应性：如对异体抗原过敏、对自体抗原过敏或自身免疫性疾病。常见有阿托品等药物过敏、泡性角结膜炎、春季卡他性结膜炎、角膜基质炎、巩膜炎、虹膜睫状体炎等。

2.外伤　各种眼创伤、异物、交感性眼炎等。

3.压迫性　眼内或眶内压力增高，导致血液循环障碍，局部淤血。见于急性闭角型青光眼、眶内占位性病变等。

4.新生物　活动性翼状胬肉、角结膜恶性肿物。

5.慢性刺激　调节疲劳，风、尘、烟、热的刺激。

【诊断】

1.病史　首先了解红眼是单眼还是双眼同时或先后发生。有无分泌物，分泌物的性质，是脓性、黏液性还是水样。有无羞明、流泪、眼痛等刺激症状。视力有无受影响。若红眼起病急，双侧伴有分泌物，无刺激症状，且未影响视力，则考虑急性结膜炎。如红眼无分泌物，也无其他症状，可能为结膜下出血。如有眼红、视力障碍，伴有明显的刺激症状，可能是角膜或虹膜睫状体的炎症。若红眼发病急，伴眼痛眼胀、虹视、视力急剧减退，甚至伴恶心呕吐，可能是急性闭角型青光眼。还要详细询问有无药物过敏史及外伤手术史。

2.体格检查

(1)全身检查：有无全身传染病，有无发热、高血压、心血管病、血液病等。

(2)眼部检查：先测视力，以了解红眼是外眼病还是眼前段病变。进一步检查红眼是充血、淤血还是出血。结膜下出血易辨认。一般情况下常原因不明，可能与创伤、咳嗽、揉眼、便秘、饮酒等不被注意的因素有关。但应注意有无高血压、血液病、急性传染病。如为淤血伴结膜水肿，则应考虑眼球及眼眶情况，注意眼压，注意眼眶有无肿物、炎症。如为充血,则应辨别是结膜充血还是睫状充血。结膜充血代表结膜或周围附属器官的病变,应注意有无睑裂闭合不全、内翻倒睫、睑缘炎、睑结膜充血、乳头滤泡增生、瘢痕、肉芽等。球结膜有无疱疹、翼状胬肉或新生物。睫状充血代表眼球前段病变。裂隙灯显微镜详细检查角膜、前房、虹膜、瞳孔,必要时结合眼压及眼底情况,以鉴别角膜炎、异物、溃疡,虹膜睫状体炎、急性闭角型青光眼、眼内炎等。

3.辅助检查

(1)实验室检查:涂片、刮片及培养对结膜、角膜病变的诊断有益。葡萄膜炎的病因诊断常较困难。实验室检查有助于发现全身性疾病,如白细胞及其分类、血沉、结核菌素试验应是常规。抗链球菌溶血素"O"、类风湿因子(RF)、抗核抗体(ANA)、C-反应蛋白(CRP)等。

(2)器械检查:裂隙灯显微镜检查可以了解到角膜病变的形态、大小及深浅。必要时结合荧光素染色。前房的深浅、纤维蛋白渗出、积脓、积血、KP、Tyndall现象、前房浮游细胞、虹膜粘连、萎缩、晶状体变化等,均需依靠裂隙灯显微镜详细检查。房水蛋白含量增加时,房水呈现浑浊,即有Tyndall现象。但此现象不代表细胞浮游。有细胞浮游不一定有Tyndall现象。KP及前房浮游物为非色素性,提示虹膜睫状体炎。而急性闭角型青光眼则以色素性KP及浮游物为主。虹膜表面的Koeppe小结及Busacca小结,在虹膜睫状体炎症时可见。在虹膜表面,直径为0.2～0.5mm。因此裂隙灯显微镜检查会获得可靠的诊断及鉴别诊断依据:X线检查可除外结核及结节病;骶髂关节及骨关节检查有助于关节炎,特别是强直性脊柱炎的诊断。眼底荧光血管造影、超声检查、CT扫描对某些特殊病例有诊断意义。

【鉴别诊断】

1.结膜炎　以感染性炎症为多见。表现为红眼者常以急性炎症为主。结膜炎的诊断容易,但病原诊断较为困难。凡脓性分泌物者,多为细菌感染;若有滤泡增殖、眼分泌物呈浆液性且量少,耳前淋巴结肿大,提示病毒或衣原体感染。其他尚有常见的春季卡他性结膜炎、泡性结膜炎等。

(1)急性卡他性结膜炎:俗称暴发火眼,起病急,多为双眼发病。结膜充血伴大量脓性分泌物,视力不受影响。诊断不困难。若并发角膜周边部受侵则可出现羞明、流泪、磨痛症状,称为卡他性角膜炎。

(2)流行性出血性结膜炎:是一种暴发流行的传染性眼病。为肠道微小核糖核酸病毒感染。潜伏期短,起病急,常为双眼。分泌物量少,为浆液性。可有眼睑肿胀,显著的结膜充血,多有结膜下出血。少数伴有上呼吸道症状及肢体瘫痪。流行期间较易诊断。流行初期或散发者有时和急性卡他性结膜炎混淆。前者常可见角膜细点状上皮剥脱,少数病例上皮下实质浅层浸润浑浊,伴耳前或颌下淋巴结肿大,有助于鉴别。

(3)流行性角膜结膜炎:病原体为腺病毒,以腺病毒Ⅷ型最常见。常为暴发流行。潜伏期5~12日。症状和急性卡他性结膜炎相似。有角膜损害时可有疼痛、羞明、流泪,结膜充血、水肿、水样分泌物。穹窿部有大量不透明、体大、形状不规则滤泡。睑结膜面可有灰白色伪膜。结膜炎症严重时有耳前淋巴结肿大。7~10日后出现角膜损害,开始为浅层点状上皮性角膜炎,若侵入上皮下组织,则形成圆形浸润斑。炎症消退后浸润逐渐吸收,点状浑浊可持续数月甚至数年。

(4)变态反应性结膜炎:其中最常见者为春季卡他性结膜炎,为双侧性,反复发作,有季节性,多在春夏季发病,秋冬季缓解;好发于儿童;特点为奇痒、充血、流泪伴黏液性乳白色分泌物。临床分为:①睑结膜型,病变局限于上睑结膜,色粉红,有巨大形状不规则的扁平乳头,状如铺路石子;②角膜缘型,特点为角膜缘处结膜变宽加厚,始于上方角膜缘,逐渐漫及全角膜缘呈胶样增厚,有一个或多个胶样隆起结节;③混合型即前两种病变兼有之。

(5)泡性角结膜病变:是幼儿及青少年多见的变态反应性病变。结膜、角膜缘、角膜处反复出现结节状病变。结节中央部坏死脱落后形成溃疡,附近球结膜有局限性充血。好发于角膜缘及角膜者,眼红、刺激症状明显,患者常紧闭双眼藏于暗处。本病应与巩膜炎相鉴别。后者病变呈结节样隆起,局部巩膜上血管充血呈暗红色,不随结膜移动,有压痛。不难鉴别。

2.角膜炎　角膜炎症表现的红眼为睫状充血,唯一重要的体征必须有角膜水肿、浸润、溃疡、异物、外伤等,比较容易鉴别。

3.巩膜炎　眼痛常为眼病患者的一个主诉症状。眼球及其附属器的许多病变都可以引起明显的眼痛。由于疾病的不同,其疼痛的部位和性质也各异,因此必须结合其他体征才能进一步确诊。

4.急性虹膜睫状体炎　其病因复杂,分外源性和内源性两类。前者指物理、化学刺激或邻近部位的病灶感染;后者包括病原微生物经血流、淋巴转移到眼内,或变态反应而发。临床表现羞明、流泪、眼痛、视力障碍。睫状充血或混合性充血,房水浑浊。裂隙灯显微镜检查角膜后有灰白色沉着物,前房可见浮游物及 Tyndall 现象。瞳孔缩小有后粘连及渗出物。初发时容易和急性结膜炎混淆,应进行裂隙灯检查,注意上述体征以资诊断。如瞳孔小环形后粘连则形成瞳孔闭锁,若大量纤维素样渗出物呈膜状覆盖在瞳孔区晶状体表现,称瞳孔膜闭。渗出物阻塞房角,均会引起眼压增高,继发青光眼。应与急性闭角型青光眼鉴别。

5.急性闭角型青光眼　起病急,眼胀痛伴同侧偏头痛。视力减退、虹视、恶心呕吐。视力明显障碍,严重者仅有光感。睫状充血或混合性充血。角膜呈雾状浑浊,角膜后沉着物为色素性;前房浅。瞳孔中度散大呈竖椭圆形,光反应迟钝或消失。虹膜纹理不清或节段性萎缩。晶状体前囊有青光眼斑,眼压增高,指触眼压可坚硬如石,眼压测量高达 6.65～10.64kPa(50～80mmHg)。前房角镜检查,房角闭塞,虹膜根部与周边角膜几乎相贴。与开角型青光眼的正常宽角截然不同。本病应和急性虹膜睫状体炎相鉴别。前者治疗上应当缩瞳,禁忌散瞳。而虹膜睫状体炎则应散瞳,禁忌缩瞳。因为在治疗上两者有原则的不同,因此鉴别诊断极为重要。尚须追问病史,是否用过散瞳药,以利于鉴别。同样,若误诊为急性结膜炎,由于失去了早期治疗机会,易贻误病情而致盲。因此在红眼的鉴别中,必须强调指出,急性结膜炎、急性虹膜睫状体炎、急性闭角型青光眼三者的鉴别诊断极为重要。由于患者有恶心、呕吐、剧烈头痛等全身症状,偶有误诊为颅脑疾病或急性胃肠炎者,甚至给予阿托品类药物治疗,使病情恶化。因此凡有上述症状,绝不能忽视眼检查,以防误诊。

6.交感性眼炎　一眼穿孔伤或手术后发生非化脓性葡萄膜炎,另一眼也发生同样性质的葡萄膜炎症,称为交感性眼炎。创伤眼称交感眼,另一眼称被交感眼。伤后 2～8 周最多见,也有数年后发生者。临床表现伤眼充血经久不退,眼球有触痛,角膜后沉着物及前房浮游物持续存在,伴低眼压。被交感眼初发症状不一,可先出现眼前段症状,也可先发生眼后部病变。眼前段有睫状充血或混合性充血及前部葡萄膜炎体征。眼后部有视神经盘充血、水肿,视网膜水肿、污秽,黄斑部渗出物,继发性视网膜脱离。根据创伤史和临床表现,诊断不困难。

本病需和交感性刺激鉴别。后者为一眼有创伤,另眼有刺激症状,当排除原发刺激,交感刺激即消失,且视力不受影响。还需和晶状体性色素膜炎鉴别。交感性眼炎为全色素膜炎,健眼发炎时,创伤眼也有炎症。而晶状体性色素膜炎其创伤眼没有炎症表现。尚需和葡萄膜大脑炎相鉴别。两者临床症状相似,而葡萄膜大脑炎有头痛、头晕、耳聋耳鸣,并伴毛发皮肤改变。且无眼创伤史。

7.眼内炎　眼内炎是眼内急性化脓性感染。常因眼球外伤、手术、角膜溃疡穿孔后发病。也可因全身性感染,通过血流进入眼内,又称转移性眼内炎。发病急,剧烈眼痛,刺激症状明显,混合性充血,角膜浑浊,前房絮状渗出物,前房积脓,玻璃体浑浊,瞳孔区呈黄白色反光。视力严重障碍。如眼球剧痛难忍,眼睑、球结膜高度充血、水肿,眼球突出,运动受限,则称化脓性全眼球炎。

8.结膜下出血　结膜下出血是由于细菌、毒素侵害,或创伤,使球结膜下血管破裂,血液积聚在结膜下,也呈红眼表现。但和充血所致红眼不同。呈片状鲜红或暗红色,境界清。分不出血管界限。引起结膜下出血的原因很多,如流行性出血性结膜炎,可有结膜下小出血。高血压、动脉硬化、饮酒后、揉眼、咳嗽、呕吐、便秘,偶发生结膜下出血。更要除外因血液病所致的结膜下出血。如创伤24小时后发现除结膜下出血外,还有眶内出血,则应注意有无颅底骨折。

第三节　眼痛

眼痛常为眼病患者的一个主诉症状。眼球及其附属器的许多病变都可以引起明显的眼痛。由于疾病的不同,其疼痛的部位和性质也各异,因此必须结合其他体征才能进一步确诊。

【病因】

1.感染性

(1)眼睑痛:睑腺炎、眼睑皮肤病、眼睑脓肿。

(2)眼眶痛:急性泪囊炎、急性泪腺炎、眼眶骨膜炎、眼眶蜂窝组织炎、眼球筋膜炎、眼眶脓肿、眼眶假瘤。

(3)眼球痛:角膜炎、溃疡、巩膜炎、虹膜睫状体炎、眼内炎、全眼球炎。

(4)球后痛:蝶窦炎、球后视神经炎。

2.变态反应性　泡性角结膜炎、巩膜炎、急性虹膜睫状体炎。

3.机械刺激　内翻倒睫、结膜结石。

4.青光眼性。

5.创伤性　各种眼球及眼附属器的创伤、异物等。

6.肿瘤压迫。

7.神经性　三叉神经痛(眼支)、眶上神经痛。

8.屈光不正与调节疲劳、屈光参差。

【诊断】

1.病史　眼痛多伴有其他眼症状,应详细询问病史。要注意眼痛的部位及性质。如角膜病变的疼痛是磨痛,像眼里有沙子的感觉,并伴有刺激症状。急性虹膜睫状体炎的眼痛则是眼酸眼痛,伴同侧偏头痛,睫状部有明显压痛是其特点。急性闭角型青光眼的眼痛为眼球剧烈胀痛,伴同侧偏头痛,同时有视力障碍、虹视、雾视、恶心呕吐等。球后视神经炎则是眼球深部疼痛,眼球运动或压迫眼球时感到球后部钝痛。眶上神经痛者疼痛剧烈,夜间重,眶上切迹处有明显压痛点。屈光不正、调节疲劳时,眼痛多与视近物有关,闭目休息后好转。全眼球炎、眼眶蜂窝织炎等为全眼及眼眶胀痛,眼球运动时痛且伴剧烈头痛及全身急性感染症状。

2.体格检查　注意全身检查,体温、脉搏等,有无全身急性感染征象。有无颅脑及鼻旁窦疾病。

眼部检查注意视力,有无眼睑红肿、内翻倒睫,眶周肿物、瘘管、窦道,眼球突出、运动障碍,泪囊部红肿、压之溢出分泌物,结膜充血或睫状充血,巩膜充血、结节,角膜异物、浸润、溃疡、角膜后沉着物,前房渗出、积脓、积血,虹膜前后粘连、萎缩、结节,瞳孔大小、形状、光反应及眼底改变。必要时验光、测眼压。

3.辅助检查

(1)实验室检查:对感染性疾病,注意血常规检查。对上述某些疾病寻求病因,应测定红细胞沉降率、血液免疫球蛋白、淋巴细胞转化率以及结核菌素试验等。

(2)器械检查:裂隙灯显微镜检查,除外角膜炎、溃疡、异物及虹膜睫状体炎、青光眼等病变。眼底镜检查玻璃体、眼底变化。前房角镜检查有助于青光眼类型的诊断。视野检查对青光眼及球后视神经炎有诊断意义。影像检查可以判断眶骨、眶内及眼球有无异常改变。

【鉴别诊断】

(一)眼睑痛

1.睑腺炎　是临床十分常见的眼睑腺体化脓性炎症。临床分外睑腺炎和内睑腺炎。前者是睫毛囊根部较浅在的外睑腺的炎症,一般黄色脓头位于毛囊根部。内睑腺炎是发生在眼睑深部的睑板腺内,脓点位于睑结膜面。睑腺炎早期尚未化脓时,常表现球结膜充血、水肿。此时应与急性结膜炎鉴别。睑腺炎有眼痛、眼睑红肿并可摸到压痛之硬块,不难鉴别。睑腺炎和急性泪腺炎虽都有眼痛,但后者炎症在眶外上部明显,且能在此睑缘与眶缘之间摸到硬结,有压痛。眼球向鼻下方转动时,在外上穹窿部可见泪腺突出。

2.眼睑脓肿　通常是麦粒肿扩大或特殊感染,其早期可有显著局部胀痛及压痛,当脓肿穿破时疼痛减退。

3.眼睑损伤　眼睑局部损伤成创面,表现为局部疼痛,若有外因刺激则更加剧。

4.眼睑皮肤病　如带状疱疹、单纯疱疹、湿疹等累及到眼睑时会引起局部疼痛,尤其带状疱疹疼痛明显,有一定神经分布区域特点及夜间痛。

(二)眼眶痛

1.眼眶骨膜炎　前部眶骨膜炎病灶位于眶缘,有剧烈放射性疼痛伴明显压痛。邻近眼睑、结膜明显充血水肿,眼球向对侧移位,也可溃破形成瘘管,探针可触及粗糙骨面。后部眶骨膜炎常由鼻旁窦炎扩散而来。病变侵及眶尖而使眼球向正前方突出,并伴眼睑球结膜水肿,眼肌麻痹。常诊为眶上裂综合征,有视力障碍者则诊为眶尖综合征。有时诊断较困难,影像检查显示骨质改变则有助于诊断。

2.急性泪囊炎　急性泪囊炎实质上包括泪囊周围蜂窝织炎。疼痛放射至额部及牙齿。红肿部位在内眦韧带下沿至泪囊区,可蔓延至鼻根部,耳前淋巴结肿大。肿块的部位及泪道阻塞是其鉴别点。

3.鼻窦炎　任何一窦发生病变,均有引起眼部疼痛的可能,尤其以急性炎症者为多。其疼痛的重点在眶壁,晨起重,日渐轻。额窦炎则可致眶内上角处疼痛,压之更甚,并有剧烈的额部疼痛。筛窦炎所致疼痛主要眼的鼻侧,触内眦部则疼痛加重。上颌窦炎所致的眼痛主要在眼眶的下部,常伴有视力疲劳、头昏等症状,也有主诉眼球疼痛者。蝶窦炎表现头痛、球后痛、视力减退,易误诊为球后视神经炎。另一种所谓"真空性疼痛",如鼻孔闭塞,以致额窦内空气完全吸收,造成真空,于是在鼻上侧眶缘表现疼痛。眼球运动则疼痛加剧,上斜肌滑车附着部压痛显著,主要是由于该处骨质较薄。

(三)眼球痛

1.巩膜炎

(1)表层巩膜炎:分结节性表层巩膜炎及单纯性表层巩膜炎。两者除眼痛及刺激症状外,前者以局限性结节为特征。巩膜表面有粉红色或紫红色结节隆起,结节表面及其附近之球结膜限局性充血、水肿。后者多在妇女月经期出现,突然发病,发作时间短暂,病变部位巩膜表层与其上面结膜呈现弥漫性充血水肿。

(2)巩膜炎:为深部巩膜基质层的炎症。常波及角膜和色素膜。①前部巩膜炎:病变位于赤道前部巩膜。除疼痛剧烈外,还有刺激症状。巩膜呈暗红色或紫红色充血、水肿、界限不清,可向赤道部扩展。也可波及表层巩膜。并发症多为角膜炎和葡萄膜炎。②后巩膜炎:病灶位于赤道后部巩膜,眼前部体征不明显,故诊断困难。临床表现眼球疼痛,可波及眉、颞、颧骨部。视力减退、眼红,重者眼球突出、复视,眼睑下垂、水肿,球结膜明显水肿。可并发玻璃体浑浊、脉络膜炎、脉络膜皱褶,视神经盘水肿,渗出性视网膜脱离等。如有环形脉络膜脱离时,常使虹膜-晶状体隔向前移位,而将房角关闭引起眼压升高。其特点为用缩瞳治疗前房进一步变浅,而用抗炎治疗房角重新开放,前房恢复正常,眼压迅速下降。影像检查颇为有益。荧光素眼底血管造影可见散在多处深层染料渗漏,并逐渐融合成片状或多湖状、晚期形成视网膜下荧光素积存,与原田病患者相似,但脉络膜皱襞形成的多数条状低荧光是其特征。B超显示眼球后壁变平、增厚以及球后水肿,球后水肿围绕视神经呈"T"形征象。CT扫描显示后巩膜增厚。

2.急性虹膜睫状体炎　因毒素刺激睫状神经末梢,引起睫状肌痉挛而眼球酸胀痛,重者波及眼眶及额部。睫状部有明显压痛。除此之外尚有睫状充血,角膜后沉着物及 Tyndall 现象,前房大量渗出物,瞳孔小,有后粘连。

3.急性闭角型青光眼　其眼痛的特征为患眼剧烈胀痛,伴同侧偏头痛,并波及三叉神经分布区域的眼眶周围、鼻窦、耳根及牙齿。视力极度减退,混合性充血,角膜雾状浑浊,瞳孔散大呈椭圆形,眼压增高。

4.电光性眼炎　一般在紫外线照射后 8～12 小时发病。开始异物感,以后逐渐感觉眼痛,初为浅表部位疼痛,而后觉全眼球痛。有的患者自觉疼痛难忍,坐卧不安。结膜充血明显,常呈混合充血。

5.角膜炎　角膜是极其敏感的组织,神经纤维分布广泛,故而在角膜上的任何一种炎症伤害,即使是一个小溃疡、异物,均可引起局部的不适与疼痛。此外还有畏光、流泪、角膜浸润、周围充血等表现。

6.眼球穿通伤　眼球穿孔伤,视其所在位置的不同而临床表现也各异。在危险带部(环角膜缘周围 8mm)的穿孔伤,疼痛剧烈,似重度的虹膜睫状体炎。在角膜上的穿孔,疼痛也较显著,似重度角膜炎(溃疡型)。有穿孔存在,诊断较易。如有异物存留眼内,有炎症反应,则疼痛持久。若其本身无刺激影响,或者已被结缔组织所包绕,则疼痛渐消。

7.眼内炎　表现急性虹膜睫状体炎的征象,眼球疼痛明显。

8.全眼　球炎与眼内炎的不同,除色素膜炎症外,并蔓延及整个眼球内外组织,眼球内充满脓液。表现混合性充血,呈一种红色外观,除眼球剧烈疼痛外并表现头痛。可有发热及呕吐表现学

9.眼球萎缩　眼球在萎缩过程中有时也表现阵发性的疼痛。待完全萎缩了,这种痛苦便不复再有。

10.眼球筋膜炎　系眼球外围筋膜的一种炎症。局限性者较多、弥漫性者常与其他炎症合并发生。当炎症在局限部位发展中,初期仅有不舒服感觉,继则有眼球疼痛。偏于一侧,每当眼球运动时则显著,病变部位有压痛。此外有球结膜水肿、眼球移位等。

11.眼睑内翻与倒睫　内翻与倒睫不论发生在上睑或下睑,直接受到威胁的便

是角膜。它们的刺激是经常的。可以造成角膜浸润、溃疡、炎症、血管新生、浑浊等。视力减退是一种痛苦,然其经常主诉的是眼睛不适(轻度者)及眼球疼痛(重度者)。这种痛苦主要还是刺激角膜的反射。由于眼睑位置的改变及睫毛失去正常的排列,会发生角膜刺激症状。

12.眼睑外翻　　眼睑是保护眼球的,若向外翻,便失去了对眼球的保护意义。眼球得不到正常的保护,尤其是角膜,便发生干燥、刺激、上皮剥脱等一连串的变化。由于视力的减退及局部的刺激关系,患者常诉以眼睛不适及眼球疼痛的症状。

13.结膜结石　　此类病变有称结膜固结体者,似较恰当。虽已往多沿用"结石"之名,但是其中的成分并不含钙类物质。不过是一些淀粉样物质及结晶体的构成,有的是胆脂质或坏死组织的凝集。检查时,在睑结膜下可以看到一种黄色或黄白色的小颗粒。早期较软,尚不感到有何显著刺激。当日趋变硬时,刺激随之而生。患者常感眼睛不适及异物感。刺激严重者则有疼痛感觉,这种刺激与角膜受伤害有关。

14.屈光不正与调节疲劳　　在屈光不正中以远视散光最易出现眼痛。远视眼是眼在休息状态,平行光线在视网膜之后形成焦点,因而视网膜成像是模糊的。为了看清远方物体,需要使用调节,当看近时除了正常看近的调节外,还要增加矫正远视的调节,因而容易出现视疲劳。出现眼胀、头痛、甚至头晕、全身不适,但闭目休息后可好转。老视眼是随年龄增长,晶状体逐渐变硬失去原有的可塑性,睫状肌功能减弱,调节力不断降低。当睫状肌的作用接近于它的功能极限时,即产生调节疲劳。因而出现阅读后眼睑沉重,眼球胀痛不适,近视力减退。

(四)球后痛

1.球后视神经炎　　急性者则疼痛明显,其表现重点在球后,并有球后压痛(即施压力于眶上缘与眼球间而向后下)。有时有显著的病侧头痛,在诊断上还要依靠一些客观的检查,如视野暗点等。

2.眶内肿瘤　　当一个眼球向外突出,而无其他任何炎症迹象时,得想到有肿瘤的存在,继续做有关的检查,如超声波探查、眶后造影、CT 和 X 线检查、眼功能检查及眼底检查。眼后的肿瘤,当损害到后部的神经丛或有刺激性炎症表现时,可有球后痛的主诉症状。

3.蝶窦炎　　蝶窦位于眼眶后,一旦发炎,即有一种球后疼痛,位于眶后深部,压迫眼球则更痛,有引起球后视神经炎的机会,故也可有球后视神经炎的征象。

(五)痛点不明显的眼痛

1.眼眶蜂窝织炎　　眼眶蜂窝织炎是眼眶内软组织的一种感染炎症。眼球运动时疼痛且伴剧烈头痛及急性感染症状,为全眼及眼眶胀痛,患者很难说出疼痛在眼球还是眼眶,指触眼球则更痛,有临近组织感染病史,眼睑及球结膜极度水肿,眼球突出,运动障碍。

2.眶内绿色瘤 眼球白血病侵犯眶骨眼痛范围弥漫,重点常在眶后,小儿患者多见,多指不出具体疼痛部位。表明眼球突出、球结膜水肿。血常规示白血病征。

(六)与头痛同时存在的眼病

1.重度眼痛病变 眼部疼痛严重者,由于反射性刺激加剧,于是引起轻重程度不等的头痛。如急性充血性青光眼、急性虹膜睫状体炎、眼球穿通伤、全眼球炎、眶蜂窝织炎等病变,其所致的头痛多在头前部及颞部,也有放射至头后部或耳后者。

2.交感性眼炎 交感性眼炎系一眼受到损伤(主为葡萄膜)引起另一眼的葡萄膜炎性病变,其所表现主要为虹膜睫状体炎症状,部分显示脉络膜、视网膜病征。多属重型,故而除眼部疼痛外,多同时有头痛发生。

3.血管神经性头痛 一般多发生在交感神经紧张的患者,有轻度的血压增高、心悸,指划皮肤可见划痕,颜面潮红,患者自觉有一种搏动性的头痛,眼球可表现轻度外突,有的患者同时也感到眼部疼痛。检查眼底,视网膜静脉淤滞,动脉窄细。有的表现脑动脉痉挛病征。

4.动脉硬化症 多发生在老年患者,表现为一般的退行性变化,多有高血压。眼底有动脉硬化征,视网膜动静脉交叉处示压迫征。常可发生头痛,位置多在额部,有时与老年调节障碍同时存在,患者常有眼痛表现,工作时则加重,休息可减轻。

5.偏头痛 有遗传因素,在童年即有初次发作史,多为女性。头痛开始于眼球或眼眶,或头的额部或颞部。其特点为最后延展到整个头的半侧。其疼痛性质,开始如剧烈的破裂样或刺切样疼痛。由于头痛引起了眼部的一连串表征,如视力障碍、闪光暗点、眼底贫血等,故有眼性偏头痛之名。另有一种颅内病变所致的偏头痛,如颅内动脉瘤,往往有眼病症状。按神经科要求检查及眼底、视野检查,对诊断有帮助,血管造影明确诊断。

6.发热性疾病 凡高热的疾病,尤其是急性传染病,常有头痛表现,也有部分病例表现眼眶或眼球部疼痛。

7.中毒 毒素侵及神经系统,则有头痛或眼痛的表现,如烟、酒、奎宁等中毒,引起眼痛,常有球后视神经炎征象。

8.其他 此外,尚有不属于以上各点,表现不规律的头痛。可为生理功能的改变,或为神经刺激的异常,如停经期、月经异常(月经过多、过少,经期过长或过短)、血压异常、癔病、日射病等,均有发生头痛及眼痛的机会。

第四节　眼痒

眼部发痒是某些眼睑皮肤和眼结膜疾病的特征性表现,属于眼部疾病特别是眼前节表面疾病的常见症状。体内外因素,如机械性的搔抓、强酸、醋酸、甲酸、弱碱、甲基溴化物、芥子气、某些植物以及机体细胞受损后产生的一些物质(如组胺、活性蛋白酶及多肽类物质)等,皆可引起痒感。迄今为止,从组织学上尚未发现特殊的痒觉感受器,一般认为它与痛觉关系密切,可能是通过游离神经末梢或毛囊周围末梢神经网传导的。眼部发痒按部位可分为睑皮肤发痒和结膜发痒,有时两者可同时存在。

【鉴别诊断】

1.眼睑皮肤发痒　引起眼睑皮肤发痒的感染性疾病有眼睑单纯性疱疹、眼睑牛痘、眼睑水痘、真菌感染、寄生虫(如蠕螨和阴虱)感染等。眼睑变态反应性炎症有过敏反应,如青霉素、磺胺、阿托品、毛果芸香碱、碘剂、汞等制剂、蚊虫叮咬、眼睑血管神经性水肿、荨麻疹,其他如使用化妆染料、染发剂等,或全身接触某些致敏物质和某些食物过敏所致。局部慢性刺激因素有慢性结膜炎、睑外翻及慢性泪囊炎时,由于分泌物或泪液的经常刺激所致。某些腺病毒及营养不良的儿童或药物性湿疹等也可引起眼睑发痒,如眼睑盘状红斑狼疮、皮肌炎等。某些维生素缺乏也可致眼睑和结膜发痒,如维生素 A、维生素 B₂、烟酸等。睑缘炎,如干燥性睑缘炎、鳞屑性睑缘炎和眦角性睑缘炎是临床较常见的伴有明显眼痒的眼部疾病。

2.结膜发痒　各种原因所致的结膜炎多伴有眼部发痒的临床症状,如急性卡他性结膜炎、慢性卡他性结膜炎、流行性角结膜炎、牛痘苗性结膜炎、麻疹、春季卡他性结膜炎、枯草热结膜炎、巨大乳头性结膜炎、药物性变态反应性结膜炎、立克次体性结膜炎、真菌性结膜炎、支原体性结膜炎、寄生虫性结膜炎。

第五节　溢泪

溢泪是在泪液分泌正常的情况下,由于泪道排泄发生障碍而引起泪液经睑缘溢出现象。迎风时加重。溢泪是泪道疾病的主要症状。泪道病是患者感到极为痛苦的常见眼病。溢泪应和反射性泪腺分泌过多所致的流泪相区别。

【病因】

1.下泪点位置异常　因泪点或下睑外翻所致。

2.泪囊吸力不足　如面神经麻痹导致眼轮匝肌松弛,泪囊瘢痕性缩小或扩张无力。

3.泪点阻塞　先天性、炎症、创伤。

4.泪小管、鼻泪管阻塞炎症、创伤。

5.其他　慢性泪囊炎、泪道肿瘤。

【诊断】

1.病史　询问患者流泪发生的时间,是先天还是后天发生。有无异物入眼史,如飞虫、风尘等。曾是否受电光或紫外光直接照射,有无角膜损伤或眼部手术后存有缝线史,有无睑缘炎、角膜炎、虹膜睫状体炎。上述原因均为反射性泪液分泌过多,造成眼泪流向睑裂以外,被称为"流泪",如无上述原因而泪液外溢者,则称为溢泪。应进一步询问是否并发脓性或黏液性分泌物溢出。如有则考虑慢性泪囊炎。注意有无创伤史,若泪小管断裂或下睑瘢痕性外翻,均可引起排泪障碍。鼻中隔偏曲、中鼻甲肥大、鼻息肉、鼻腔内肉芽组织等新生物,以及鼻内感染,都可以影响泪道的正常排泄功能,引起鼻源性溢泪。详细询问有无面神经麻痹,使眼轮匝肌无力,导致排泪机制障碍及睑外翻使泪点位置异常而发生溢泪。

2.体格检查

(1)全身检查:应注意神经系统有无面神经麻痹。鼻科检查特别重要,有无引起鼻泪管阻塞的鼻炎、鼻息肉、鼻腔及鼻旁窦肿物。

(2)眼部检查:首先观察下泪点的大小、位置有无异常。下泪点要行使它的功能,必须将泪点对合于眼球,否则泪液不能被吸入泪道而引起溢泪。下泪点是否外翻,是以上视时能见到下泪点为依据。其常见原因有下睑外翻、面神经麻痹、老年人下睑松弛无张力。下睑内翻,泪点也相应内卷,不能使泪点对合眼球致使溢泪,但较少见。检查时不要忽视因慢性结膜炎、睑缘炎所致的泪点狭窄或闭锁。泪囊部有无隆起、波动、肿物、瘘管,压之有无分泌物。

(3)特殊检查

①荧光素滴眼:下鼻道置湿棉片,结膜囊内滴 2% 荧光素,令患者头略前倾,数分钟后取出棉片观察。泪道功能正常者,数分钟内结膜囊的荧光素液即能抵达鼻腔,使棉片着色。婴儿用此试验可代替泪道冲洗。

②泪道冲洗:用 2～5ml 注射器接泪道冲洗针头,筒内盛消毒生理盐水。检查时先用 1% 丁卡因棉签夹置于泪小点处做局部麻醉。被检查者头略低,冲洗针头垂直插入下泪点 1～2mm,立即使针头呈水平位,顺泪小管行走方向深入 5～6mm,推注盐水。若水流入鼻腔或咽部,患者自觉有水流下,证明泪道通畅。冲洗

液虽可流至咽、鼻部,但量少,而且大量冲洗液从泪点反流,说明泪道狭窄。冲洗时有黏液或脓性分泌物由泪点返出者,提示慢性泪囊炎。鼻泪管阻塞、慢性泪囊炎、总泪管阻塞者,水液不能流入咽部,且注射时阻力大,水流由上泪点返回。此三种情况经泪道探术可以鉴别。若冲洗时阻力大,水不能流入咽部或鼻腔,而由下泪点返出,上泪点无液体逆流,则下泪小管阻塞是极有可能的。若冲洗通而不畅,用1%麻黄碱收敛鼻黏膜后,再经冲洗通畅者,为鼻源性泪道阻塞。

③泪道探通术:经冲洗泪道尚难明确阻塞部位者,可行泪道探通术。其具有诊断与治疗的双重意义。插入泪小管的方法与冲洗试验相同。但必须插入泪囊,感觉探针已触及较硬的泪囊窝骨壁时,以针头做为支点,将针体靠近眼睑向眉头做90°转动,使探针呈垂直位,将探针插入鼻泪管2cm深。根据探针受阻的部位,即可明确是哪一部位的阻塞。

3.辅助检查

(1)实验室检查:泪道脓性分泌物涂片及培养对药物选择有意义。病理检验对泪囊肿瘤、结核诊断可靠。

(2)器械检查

①泪道放射性核素造影:γ-照相机闪烁扫描可了解泪道形态及功能。

②泪囊造影:先将泪囊内容物挤掉,用泪道冲洗器将碘化油或碘水(泛影葡胺等)注入泪囊中,4分钟后拍眼眶正侧位片。正常泪道内碘油大部排入鼻腔。泪道阻塞、狭窄、粘连、泪囊扩张或附近肿瘤压迫均可显示,有助诊断。

③鼻泪管内镜:Singh 等(1992 年)报道鼻泪管内镜直接观察泪道,为泪道检查开辟了新途径。

【鉴别诊断】

1.泪道通畅的溢泪　临床常遇到,对此类患者,经泪道冲选通畅,往往忽略进一步寻求溢泪的病因。

(1)下泪点位置异常:维持正常的导泪功能,上、下泪点相比较,主要依靠下泪点。因此下泪点的位置异常可以引起溢泪。

①下泪点外翻:正常泪点浸于泪湖中,并与球结膜相碰,即使让患者向上看,如果不扒开下睑是不会看到下泪点的。这种紧密的接触是维持正常吸引泪液功能的先决条件。通过视诊即可观察到泪点的位置。尽管泪道冲洗通畅,也难以导流泪液而引起溢泪。引起下泪点外翻的原因很多,如先天异常、瘢痕性睑外翻、老年性睑皮松弛、面神经麻痹。特别是很轻微的面神经麻痹常被忽视,此时让患者笑一笑便可发现。

②下泪点内翻：常因内翻倒睫、各种原因的睑球粘连，使下泪点内卷，虽冲洗泪道通畅，但也可导致溢泪。此种情况多与内翻倒睫刺激，引起反应性泪液分泌过多的流泪同时存在。

（2）排泪的吸收功能不良：此种溢泪常被忽视。患者自觉流泪，但无泪点大小及位置异常，冲洗泪道也通畅。需进一步通过泪囊碘油造影排除泪囊瘢痕性缩小、泪囊扩张无力、泪囊壁增厚所致无弹性。还应除外眼轮匝肌无力所致排泪功能不良。这四种情况都可破坏排泪机制而造成溢泪。后者常在面瘫尚未发生明显睑外翻及下泪点外翻以前，即引起溢泪。泪囊肿瘤早期也可出现溢泪症状。此时泪道仍通畅，只是影响到泪囊的排泪功能所致。经泪囊碘化油造影可获诊断。

2.泪道阻塞或狭窄的溢泪　泪道阻塞多发生在泪点、泪小管、泪囊与鼻泪管交界处，以及鼻泪管下口。

（1）泪点狭窄或阻塞：可以是先天的，或由于创伤、炎症所致瘢痕形成。视诊可见泪乳头处泪点狭窄或闭锁，即在泪点处形成一白色小突起，或根本无泪点痕迹。

（2）泪小管阻塞：为常见病。特别是内侧段泪小管，总泪管及其进入泪囊处。原因有先天畸形、炎症后瘢痕、创伤等。泪道冲洗不通，液体自原泪点反流。泪道探通术泪小管处有阻力或不通，即可确诊。

（3）鼻泪管阻塞：多由鼻炎上延，使鼻泪管阻塞。主诉溢泪，压迫泪囊部无分泌物自泪点溢出，冲洗泪道不通。泪道探通术有助于诊断。

（4）慢性泪囊炎：是一种常见疾病。女性多于男性。由于鼻泪管阻塞造成泪液潴留于泪囊中，是引起泪囊炎的先决条件。患者主要症状是溢泪，常伴有该侧的慢性结膜炎。外观多正常，有时泪囊区有轻度隆起，压迫泪囊区可见黏液、黏液脓性或脓性分泌物反流，自泪点溢出。当泪小管也有阻塞时，分泌物可积存于泪囊中，使泪囊形成球形黏液囊肿。此时泪囊区有球形隆起，表面光滑，与皮肤无粘连，压之囊性有弹性。如用力压，其内容物自泪小点排出或经鼻泪管排至鼻腔。但不久又复充满，重又形成囊肿。需和肿瘤或寒性脓肿相鉴别。泪囊肿瘤经泪囊造影可显示肿物阴影，且无黏液或脓性反流物，活体组织检查对肿瘤及结核诊断最可靠。泪囊区皮脂腺囊肿位置较浅，与皮肤粘连，冲洗泪道通畅，较易鉴别。

（5）新生儿泪囊炎：又称先天性泪囊炎。可发生于泪囊与鼻泪管交界处至鼻泪管下口之间的任何部位，是鼻泪管形成过程中，鼻泪管下端开口处的胚胎残膜不退缩，即先天性鼻泪管未开通，使泪液和细菌潴留在泪囊内，引起继发性感染所致。有2％～4％的足月产婴儿有此种膜性阻塞。但大多数残膜在出生后4～6周自行萎缩而恢复通畅。Cassady（1952年）报道73％出生时不通，平均出生后25日自行开通。一般从出生后10日或更长时间开始,先有溢泪,逐渐变为脓性分泌物,常被误诊为结膜炎。压迫泪囊区有脓性分泌物反流者即可诊断。

(6)泪道肿瘤

①泪小管肿瘤:主要有炎症性肉芽肿,其次为乳头状瘤,可以引起泪道阻塞而出现溢泪。

②泪囊肿瘤:罕见。早期主诉溢泪,这是因为泪囊壁肿瘤细胞浸润,失去弹性所致。泪道冲洗试验通畅,偶有疼痛,有时从泪点反流出血性分泌物。常被误诊为慢性泪囊炎。X线泪囊造影,显示泪囊扩张、移位或曲线异常。若泪囊区有肿块形成,应和泪囊黏液囊肿相鉴别。若肿瘤波及皮肤,形成溃疡,局部可触及淋巴结,甚至可有转移。需和泪囊区表面皮肤肿瘤相鉴别,后者泪道冲洗通畅,泪囊造影正常。

第六节　角膜浑浊

角膜是无血管结构的透明组织。透明是角膜组织的最大特征,是担负其生理功能的基本要素。一旦因创伤或有害因素影响,使其透明度丧失发生浑浊,就会引起视力障碍。

【病因】

1.先天性　家族遗传性角膜营养不良(少见)。

2.感染性　包括细菌、真菌、病毒所致的角膜炎、角膜溃疡。

3.创伤性　角膜穿孔伤、挫伤、爆炸伤、化学烧伤、热烫伤等。

4.变态反应性　如泡性角膜炎。

5.变性或营养不良性　如角膜老年环、角膜带状变性、格子状营养不良、角膜软化等。

6.瘢痕性　角膜云翳、斑翳、白斑、粘连性白斑、角膜葡萄肿等。

7.角膜肿瘤　原发者少见,绝大多数起源于结膜或角膜缘。

8.其他　角膜浑浊属其他眼病的体征之一。如角膜水肿、角膜后沉着物、角膜新生血管、角膜血染、克-佛(Kayser-Fleischer简称K-F环)色素环、翼状胬肉等。

【诊断】

角膜浑浊一般通过视诊即可以被看到。轻者似蒙着纱幕样略呈灰雾状,重者呈磁白色。然而极轻微的浑浊尚需经特殊检查才能发现。角膜浑浊可以是全部,也可为局限性。只要发现浑浊,应进一步了解其性质。

1.病史　要了解病史、发病时间、详细症状。如角膜浑浊伴眼红、羞明、流泪、磨痛,视力减退则为角膜炎症特征。如有创伤史应询问受伤的具体情况,如农作物致伤者,有可能是真菌感染。有角膜异物剔除史,角膜溃疡进展迅速者,要注意铜绿假单胞菌感染。若角膜浑浊多为双眼,无刺激症状且有家族史,则有角膜变性可能。曾有创伤或角膜炎史,无任何刺激症状,仅有视力障碍,则可能系角膜瘢痕。

2.体格检查

(1)全身检查:有些角膜病变是全身其他疾病引起的。如上呼吸道感染可引起疱疹性角膜炎,带状疱疹可波及角膜,营养不良的婴幼儿由于维生素 A 缺乏可引起角膜软化症。因此应重视全身体检,有利于诊断。

(2)眼部检查:可用手电配 10 倍放大镜检查角膜病变。详细病变尚需依靠裂隙灯显微镜配合荧光素染色进行观察。如角膜炎性浑浊主要是细胞浸润和水肿,故浑浊区边界不清,表面失去光泽伴睫状充血。若为角膜瘢痕,则无睫状充血,角膜浑浊境界清,表面有光泽。荧光素染色炎症者着色,瘢痕由于上皮完整,无着色表现。角膜浑浊两眼对称,呈颗粒状、点状、格子状,或在原白斑基础上出现钙质沉着等,则为角膜变性或营养不良。

3.辅助检查

(1)实验室检查

①刮片及培养:角膜溃疡刮片可迅速了解致病菌,结膜囊分泌物做细菌或真菌培养。

②细胞学检查:溃疡刮片细胞学检查,病毒呈立体椭圆形。荧光显微镜下感染的细胞质及核呈黄绿色荧光。

③血清学检查:对单纯疱疹病毒性角膜炎的诊断有意义。

(2)器械检查:裂隙灯显微镜配合荧光素染色检查有助诊断。

【鉴别诊断】

(一)角膜炎

1.浅层角膜炎

(1)原发性病变可为病毒所致。如腺病毒Ⅷ型引起的流行性角结膜炎、肠道病毒引起的流行性出血性结膜炎,均可在角膜上皮和上皮下引起炎症浸润。荧光素染色呈粗细不等的点状着色。若为单纯疱疹性上皮感染则呈点状、星芒状或线状,逐渐发展为树枝状或地图状浑浊。

(2)继发于邻近组织的炎症,如较重的急性结膜炎,侵犯角膜周边部,发生浅表性角膜组织浸润、水肿、上皮剥脱,多呈点状局限浑浊。荧光素染色阳性。若角膜下有密集的点状上皮炎和糜烂,常为葡萄球菌性眼睑缘炎伴发。

2.基质性角膜炎　大多属免疫反应,也可由致病微生物直接侵犯所致。先天梅毒是最常见的原因,结核、单纯疱疹、带状疱疹等也可引起本病。为一种深层角膜炎,病变位于角膜基质深层,呈雾状浸润浑浊及水肿。病变角膜增厚,伴有后弹力层皱褶,外观呈毛玻璃样。视力减退,睫状充血,可伴有虹膜睫状体炎。晚期可见新生血管由周围伸入角膜基质层,呈毛刷状,很少分支。轻者炎症消退后角膜仍可恢复透明。如基质板层有坏死,将遗留厚薄不等的深层瘢痕。

3.角膜溃疡　角膜有灰白色浸润,境界欠清,表面失去光泽,继之组织缺损形成溃疡,荧光素染色阳性。重者刺激症状明显,睫状充血显著,溃疡较大而深,伴前房积脓,可以穿孔。

(1)匐行性角膜溃疡:是一种急性化脓性角膜溃疡。多见于老年体弱或有慢性泪囊炎者。起病急,常在角膜创伤后1～2日内出现眼痛、畏光、流泪、视力下降、睫状充血或混合性充血。角膜有灰黄色致密浸润灶,边界模糊,很快形成溃疡。溃疡基底污秽,有坏死组织覆盖,溃疡边缘向周围和深部呈潜行性扩展。荧光素染色阳性。常伴有虹膜睫状体炎,前房内有大量纤维素样渗出物和积脓。瞳孔小,后粘连。重者角膜易穿孔,甚或发展成眼内炎。刮片或培养可找到致病菌。如肺炎双球菌、溶血性链球菌、金黄色葡萄球菌等。

(2)铜绿假单胞菌性角膜溃疡:是由铜绿假单胞菌感染引起的严重化脓性角膜炎。常因创伤,角膜异物剔除后,或使用被铜绿假单胞菌污染的器械、眼药水(如荧光素)、接触镜而发生。发病迅速,多在数小时或1～2日内出现剧烈疼痛、视力下降、眼睑肿胀、球结膜充血水肿、角膜上出现黄白色坏死灶,表面稍隆起,迅速扩大,周围有一浓密的环形浸润。前房大量积脓。角膜坏死组织脱落形成大面积溃疡,并产生大量黄绿色黏稠分泌物。如不能很快控制,则在1～2日之内全部溶解穿孔。刮片做细菌学检查,可找到革兰阴性杆菌。培养出铜绿假单胞菌更可明确诊断。

(3)真菌性角膜溃疡:常有农业角膜创伤史,农忙高温季节发病率高。特点是起病缓慢,病程较长,刺激症状较前两者为重。溃疡色调较白,表面干燥粗糙,呈"舌苔"或"牙膏"样,似有干而硬的感觉,容易刮下。中心病灶周围有时可见到"伪足"或"卫星灶"。角膜后壁有片状胶样沉着物。前房有稠厚积脓。刮片可找到菌丝,诊断即可成立。培养可见致病真菌。如镰刀菌、曲霉菌、青霉菌、白念珠菌、酵母菌等。

(二)角膜创伤与异物存留

机械性或化学性损伤,可有上皮水肿、剥脱。伤害区域的角膜浑浊。重度者有大部组织损害,甚至角膜穿孔,伴邻近组织损伤。角膜异物存留者,除异物部位组织浑浊外,异物周围有浑浊或色素沉着。金属异物可见金属锈。用放大镜或裂隙灯显微镜可鉴别。

(三)角膜变性或营养不良

1.老年环　主要发生在老年人,为角膜周边部基质层类脂质浸润。两侧对称,在角膜缘有一圈白色环,环宽1mm左右。肉眼观察老年环与角膜缘有透明带相隔,其内缘边界不清。裂隙灯显微镜检查,光学切面可见浑浊,深部起自后弹力层,后期由前弹力层向下也有浑浊。无炎症刺激症状,不影响视力。

2.带状角膜病变　带状角膜病变是位于角膜前弹力层的钙质沉淀物。病因尚不清,可能与甲状腺功能亢进、结节病、肾钙质沉着、维生素D中毒导致血液、间质液中钙与磷酸盐浓度过高有关;或睑裂区角膜水分蒸发促进局部钙盐浓度增高。二氧化碳的挥发增高了局部pH,有利钙和磷酸盐的沉淀,角膜缺乏血管,致使血液对pH的缓冲作用极小。临床表现为角膜睑裂区暴露部分呈带状钙质沉积。沉积在上皮基底膜、前弹力膜和浅层基质。带状浑浊区前弹力层上有许多孔洞。病变自周边向中央部扩展,无新生血管。本病应和角膜钙质变性相鉴别。后者钙的沉积累及角膜深层组织。常为眼部严重创伤、眼球结核、长期慢性虹膜睫状体炎和继发性青光眼的后发病。

3.角膜营养不良　是一种与遗传有关的原发性进行性角膜病变。双眼对称,病程发展缓慢,早期病例常在体检中发现。大多数类型的角膜营养不良病变始于某一层组织或细胞。经多年发展,影响或波及相邻组织或细胞,甚至波及全层角膜,造成严重视功能障碍。按原发病灶最初的解剖部位分为三类,即角膜前部、基质部及后部角膜营养不良。

(1)地图状-点状-指纹状营养不良:是前部营养不良的代表;30岁以上者多见。角膜中央上皮层有许多灰色斑块,微小囊肿或细微线条。可有反复性角膜上皮剥脱和暂时性视物模糊。

(2)颗粒状角膜营养不良:此为角膜基质营养不良的代表。为常染色体显性遗传病。角膜前基质层内有局限性分散的颗粒透明样物质沉着。病变多在中央部。晚期可有视力障碍。

(3)Fuchs内皮营养不良:是角膜后部营养不良的代表。为常染色体显性遗传病。女性多发。中央部角膜内皮变性和丧失,后弹力层增厚赘生有小突起,称角膜小点,用裂隙灯显微镜检查明显可见。由于角膜内皮失代偿,可致角膜基质及上皮水肿,使角膜增厚浑浊,明显影响视力,甚至发生大疱变性。大疱破裂,上皮脱落引起剧烈疼痛。

4.角膜瘢痕性浑浊　角膜炎症、创伤痊愈后遗留的瘢痕,使角膜失去透明度而浑浊。无刺激症状及充血,表面光泽,荧光素染色阴性。根据角膜组织浑浊的浓淡厚薄与组织的破坏程度可有如下分类。

(1)角膜云翳:浑浊极薄,肉眼看不清。用良好的斜照光线或裂隙灯显微镜才可看清。

(2)角膜斑翳:肉眼即可看清,呈灰白色,较云翳厚,较白斑薄。

(3)角膜白斑:角膜浑浊浓厚,呈瓷白色。

(4)角膜粘连性白斑:在角膜全层浑浊的部位,有虹膜前粘连,瞳孔变形。因角膜穿孔病变所致。

(5)角膜葡萄肿:角膜病变期,不能支持眼内的一定压力而穿孔。在穿孔处及其周围角膜及色素膜组织一起呈紫黑色向外膨出,状如葡萄。重者看不到瞳孔。

(6)角膜血管翳:角膜炎症或创伤后,自角膜缘处有新生血管侵入角膜。

第二章　眼科常用诊断方法

第一节　眼的一般检查

眼的一般检查,包括眼附属器和眼前段检查。

【眼附属器检查】

包括眼睑、结膜、泪器、眼球位置和眼眶的检查。

1.眼睑检查　一般是在自然光线下用望诊和触诊检查。主要观察:①眼睑有无先天异常,如眼睑缺损、睑裂狭窄、上睑下垂等;②眼睑皮肤异常,如红、肿、热、痛、皮下气肿、肿块等;③眼睑的位置异常,如比较双侧睑裂的宽窄,有无睑内外翻;④睑缘及睫毛异常。

2.泪器检查　包括泪腺、泪道两部分。检查泪腺区有无肿块,注意泪点位置有无内外翻及闭塞,泪囊区有无红肿、压痛和瘘管,挤压泪囊时有无分泌物自泪点溢出,并通过器械检查泪液的分泌量,泪道是否狭窄及阻塞。

3.结膜检查　注意结膜的颜色,光滑透明度,有无充血水肿、乳头增生、滤泡、瘢痕、溃疡和新生肿块等。

4.眼球及眼眶检查　检查时应注意眼球的大小、形状位置和眼球的运动,有无不随意的眼球震颤。

【眼球前段检查】

眼球前段检查包括角膜、巩膜前段、前房、虹膜、瞳孔、晶状体的检查。

1.角膜检查　注意角膜的大小透明度、表面光滑度、新生血管、弯曲度和知觉。

2.巩膜检查　注意巩膜有无黄染、结节、充血和压痛。

3.前房检查　注意前房深浅,房水有无浑浊、积血、积脓、异物等。

4.虹膜检查　注意虹膜颜色、纹理,有无新生血管、萎缩、结节、囊肿、粘连,有无虹膜根部离断、缺损、震颤和膨隆现象。

5.瞳孔检查　注意瞳孔的大小、位置、形状,瞳孔区有无渗出物、机化膜及色素,瞳孔的直接对光反射、间接对光反射、近反射是否存在。

6.晶状体检查　注意晶状体透明度、位置和晶状体是否存在。

第二节　裂隙灯显微镜

眼科暗室中有一台既像望远镜,又像显微镜的仪器,叫裂隙灯显微镜,这是眼科检查必不可少的重要仪器。

裂隙灯显微镜由照明系统和双目显微镜组成,它不仅能使表浅的病变观察得十分清楚,而且可以调节焦点和光源宽窄,作成"光学切面",使深部组织的病变也能清楚地显现。

【裂隙灯显微镜基本检查法】

当用弥散照明法时,利用集合光线,低倍放大,可以对角膜、虹膜、晶状体做全面的观察。

当用直接焦点照明法时,可以观察角膜的弯曲度及厚度,有无异物及角膜后沉积物(KP),以及浸润、溃疡等病变的层次和形态;焦点向后推时,可观察到晶状体的浑浊部分及玻璃体前面1/3的病变情况;如用圆锥光线,可检查房水内浮游的微粒。

当用镜面反光照射法时,可以仔细观察角膜前后及晶状体前后囊的细微变化,如泪膜上的脱落细胞、角膜内皮的花纹、晶状体前后囊及成人核上的花纹。

当用后部反光照射法时,可发现角膜上皮或内皮水肿、角膜后沉着物、新生血管、轻微瘢痕,以及晶状体空泡等。

当用角巩缘分光照明法时,可以发现角膜上极淡的浑浊,如薄翳、水泡、穿孔、伤痕等。

当用间接照明法时,可观察瞳孔括约肌、虹膜内出血、虹膜血管、角膜血管翳等;同时裂隙灯显微镜还可以附加前置镜、接触镜及三面镜等,配合检查视网膜周边部、前房角及后部玻璃体,经双目观察更可产生立体视觉。

【三面镜检查方法】

在裂隙灯检查眼底时三面镜起了很大作用,而且操作方便。借助于三面镜,很容易辨认视神经盘、视网膜、脉络膜的高低差别,对囊肿、血管瘤、视网膜裂孔、脉络膜肿瘤等的鉴别以及对视网膜表面与玻璃体后界膜的关系、视网膜脉络膜间的浆液及视网膜剥离其下方的观察都有很大的帮助。

检查前应充分散瞳,先滴表面麻醉药,三面镜接触角膜的凹面滴以甲基纤维素,然后放于结膜囊内,使凹面紧贴角膜,然后以较小角度(但不是零度)投射光线照射,分别用三面镜三个反光镜面观察眼底。三个镜面倾角分别为75°、67°和59°。在使用三面镜检查前应充分散瞳,当瞳孔散大超过8mm时,锯齿缘及周围区域都能比较容易地观察到。

第三节   前房角镜检查

【房角镜的种类】

1.直接型   这类房角镜可以通过接触镜直接看到房角。它常为凸凹球面体,利用接触镜的凸弧度,在其周围发生三棱镜的光线屈折作用,使由房角反射出来的光线达到检查者眼内。检查时,让受检者取仰卧位,结膜囊麻醉后,把消毒好的房角镜安放在结膜囊内,检查者戴放大镜或手持显微镜在侧面环绕房角一周进行检查。

2.间接型   临床上常用的是Coldman型,它是一个圆柱型镜体,内有一个倾斜64°的反射镜,通过这面反射镜把对侧房角的光线反射至镜体前端,再进入检查者眼内。检查者须在裂隙灯、显微镜下观察前房结构。检查时,结膜囊内点0.5%地卡因麻醉,3分钟点1次,共3次后,让受检者坐在裂隙灯前,把下颏放在颏托上,调整好裂隙灯的高低,使患者处于较舒服的位置,在房角镜的凹面内滴入2滴1%甲基纤维素、生理盐水或迪可罗眼膏,分开受检者的上、下睑,将镜安放在结膜囊内,使角膜与房角镜紧密接触,之间无气泡存留。裂隙灯与显微镜呈10°~20°角,先用稍宽光带了解全貌,再用窄光带仔细观察,这时可以操纵房角镜使它向要观察的一侧稍倾斜以提高房角影像的清晰度。检查时勿施加压力于眼球,上、下房角较易观察,鼻、颞侧房角较难观察。当房角闭锁时,在镜下可见由虹膜面和由角膜后壁所形成的两条支线,在房角处相互连接,形成一个夹角。若房角并未闭锁而是由于虹膜膨隆遮蔽了虹膜根部,则在镜下看到两条光线不连接,之间有间隙并有移位现象。检查完毕后,取下镜子用清水清洗,再用生理盐水冲洗晾干备用。

【房角镜下正常的房角结构】

房角由前、后壁及房角隐窝三部分。房角前壁起自角膜后弹力层的止点,即Schwalbe线,向下是小梁网,有一定的宽度,再向后为巩膜突。房角后壁是由虹膜根部组成,此处与睫状体相连,可见到睫状体带。房角隐窝由虹膜根部和角膜缘组成,检查房角主要观察Schwalbe线、小梁网、巩膜突和睫状体带的情况。

1.睫状体带　为一深棕色带,比虹膜颜色深。

2.巩膜突　在睫状体带的外缘,是一条灰白色或浅黄色的条带,宽窄不一。

3.小梁网　位于巩膜的外面,在镜下是一条浅棕黄色宽带,颜色与年龄有关。年龄大者色素较多,颜色较深,处于 Schlemm 管内壁,是房水排出的主要道路,又称功能小梁部分。

4.Schwalbe 线　是房角前界限的标志,镜下为一灰白色有光泽的细线。

【房角的分类】

目前我同多采用 1957 年的 Oscheie 分类法,将房角分为宽角和窄角,窄角又可分为 4 级。

1.宽角(W)　虹膜周边部平坦,原位状态下观察可见房角全部结构,包括睫状体带及虹膜根附着部均易于查见。

2.窄角(N)　虹膜周边不同程度隆起。

窄角Ⅰ(NⅠ):房角稍窄,动态下观察(转动房角镜或加压),睫状体带可见范围增宽或从看不见变为能看见。

窄角Ⅱ(NⅡ):动态下观察只能见巩膜嵴,看不见睫状体带。

窄角Ⅲ(NⅢ):动态下观察看不见巩膜嵴及小梁后半部。

窄角Ⅳ(NⅣ):动态下观察出 Schwalbe 线外,房角其他部分均看不见,有时甚至 Schwalbe 线也只能部分查见。

【房角镜检查的临床意义】

1.帮助诊断青光眼的类型　通过房角镜下房角的检查来判断是开角型或闭角型青光眼。

2.协助确诊早期的青光眼　青光眼的早期诊断非常重要,临床上,若能在青光眼视神经损伤前及时对其正确诊断及治疗,对于视功能的保护具有重大意义。宽角和窄角Ⅰ发生急性闭角型青光眼的概率不大,窄Ⅲ、窄Ⅳ房角发生的可能性大大增加,散瞳试验的阳性率也极高,因此,Scheie 认为凡是窄Ⅲ、窄Ⅳ的房角均应做激发试验以除外早期青光眼。

3.帮助选择手术方案　急性发作后的青光眼若眼压下降后房角全部开放,可以选择虹膜周切,若房角有 180°以上的粘连就必须选择滤过性手术。对于慢性闭角型青光眼,房角镜下看到房角宽窄不一、有粘连,须选择滤过性手术。

4.手术后效果的评价　抗青光眼术后可以进行房角检查来评价手术的成败,若是虹膜周切术,理想情况下可以看到 5～7 个睫状突,手术区的虹膜无前粘连、无机化物,滤过性手术可见滤过孔。

5.对创伤愈后的评估　对于眼球钝挫伤的患者,应常规查房角,若房角中有血液或看到房角有劈裂、后退或撕裂等情况均应长期观察眼压,以防继发青光眼的出现。

第四节　眼压测定

眼压指眼内容物对眼球壁产生的压力,确切的含义是指单位面积眼球壁受到眼内容物压力高于大气压的部分。眼压的检查方法很多,下面介绍其中常用的几种。

【指触眼压法】

嘱受检者向下看,检查者用两手的示指放在上睑板上缘的眼睑上交替轻压眼球,感触眼球的硬度,眼压正常以"Tn"代表,眼压偏高分别用"T+1、T+2、T+3"来表示,眼压偏低用"T−1、T−2、T−3"来表示,对于一些无条件准确测出眼压数值的人来说,此方法既简便又实用。如角膜穿通伤的患者,常用指触法来初步判断眼球受伤程度。

【压凹式眼压计测量法】

当一定的压力作用于角膜表面上,会引起相应部分发生凹陷,凹陷的程度与眼内压的高低有关,这就是压凹式眼压计的设计原理。目前临床上广泛使用的是 Schiotz 眼压计。检查方法如下:

1.受检者仰卧于检查床上。

2.用 0.5％丁卡因滴双眼,5 分钟点 1 次,共 3 次。

3.将眼压计用 75％乙醇棉球消毒后置于校对试板上校 0 点。

4.嘱受检者睁开双眼向上注视某一目标,检查者用左手示指和拇指轻轻分开上下睑并固定上下眶缘,右手持眼压计将活动针的足板垂直放在角膜中央,观察指针的度数。先用 5.5g 砝码测量,若指针小于 3,应该为 7.5g 或 10g 砝码。

5.根据读数在换算表中查出相应的眼压值。

【压平眼压计测量法】

具有一定重量的力平面加压于角膜中央时,二者之间形成一圆形接触平面,在外加压力一定的情况下,眼内压越高,接触面面积越小,眼压越低,接触面面积越大,根据这一原理设计成了压平式眼压计,临床上常用的为 Coldman 压平眼压计。检查方法如下:

1.用 75％乙醇棉球消毒测压头,并使其干燥。

2.受检眼点 0.5％丁卡因,3 分钟点 1 次,共 3 次。

3.结膜囊内点 0.5％荧光素钠或用消毒荧光素纸条让受检者下颌置于裂隙灯颌托上,额部贴紧额带。

4.将测压头 0°～180°经线置于水平方向,如被检眼有大于 3°散光,将上下棱镜的水平交界线转至 43°子午线上,以使压平角膜尽量保持圆形。

5.将测压旋扭转至 1g 刻度方位,将裂隙灯缓慢向前推进,先在镜外观察,使测压头刚刚接触角膜中央,再通过显微镜观察,见到一环形蓝紫色的角巩膜区的分光带,此时再向前推测压头,从目镜中观察到视野中央出现两个黄绿色荧光半环,若两个半环不在中央,可上下移动显微镜并转动加压旋钮,直到上下两个相等且内圆正好相切的半圆为止。

5.记录下加压旋钮上的刻度数,即所加压力的克数,乘以 10 就是测得眼内压的毫米汞柱数值。

【非接触眼压计测量法】

检查时,仪器与眼球不直接接触,利用仪器中的气体脉冲力将角膜中央 $3.6mm^2$ 的面积压平,测量压平此面积所需的时间,然后将其换算为眼压。仪器对脉冲气流、时间、角膜受压面的监测、眼球与仪器的位置等都有严格的标准,当按正确操作程序完成后,仪器会自动显示眼压数值并可打印出来。非接触眼压计测量 5.36kPa 以上或 1.08kPa 以下眼压时误差较大,因此多用于青光眼的普查。

【眼压描记法】

1.原理　眼球在正常状态下房水的生成与排出量基本相等,使眼内压处于一种动态的平衡中。在生理状态下房水生成量和排出量存在微小差异,使眼压有一个生理性波动。当一定外力加压于角膜时,眼内压升高,若这种外力持续一定的时间则可以使房水的排出量增加,眼内压又逐渐下降。单位时间内外力造成的房水排出量的改变称为房水流畅系数(C)。用眼压计测量这一系数的方法称为眼压描记法。

2.测量方法

(1)受检患者仰卧位,结膜囊内点 0.5％丁卡因,3 分钟点 1 次,共 3 次。

(2)眼压计消毒、校正后垂直放在角膜上 4 分钟,在检查过程中观察眼压汁的波动情况。

(3)记录下眼压刚置于角膜上的初读数(P_0)以及 4 分钟时的读数(P_4),根据两个眼压读数查表得出 C 值。

第五节　检眼镜检查

检眼镜可分为直接检眼镜和间接检眼镜两种。

1.直接检眼镜　可直接检查眼底,不必散大瞳孔,在暗室中进行检查。

检查者眼睛必须靠近患者的眼睛,用右眼检查患者的右眼,右手拿检眼镜,坐在或站在患者的右侧,左眼则反之,医者的另一只手牵开患者的眼睑,先将检眼镜置于患者眼前约20cm,用+10D镜片检查患者的屈光间质是否透明,检查屈光间质后,可开始检查眼底各部分,转动透镜片的转盘可矫正医者和患者的屈光不正,若医者为正视眼或已配矫正眼镜,则看清眼底所用的屈光度表示被检眼的屈光情况。一般先让患眼向前直视,检查视神经盘,再沿网膜血管检查颞上、颞下,鼻上、鼻下各象限,最后让患眼向颞侧注视,检查黄斑部。

眼底病变的大小,以视神经盘直径表示,以透镜的屈光度测量病变的凹凸程度,3D相当于1mm。有的检眼镜附有绿色滤光片,对视神经纤维及黄斑观察更佳。

2.间接检眼镜　使用时须充分散大瞳孔,在暗室中检查。

医者接通电源,调整好距离及反射镜的位置,开始先用较弱的光线观察,看清角膜、晶状体及玻璃体的浑浊,然后将光线直接射入被检眼的瞳孔,并让被检眼注视光源,一般用+20D物镜置于被检眼前5cm处,物镜的凸面向检查者。

检查者以左手持物镜,并固定于患者的眶缘,被检眼、物镜及检查者头固定不动,当看到视神经盘及黄斑时再将物镜向检查者方向移动,在被检眼前5cm处可清晰见到视神经盘及黄斑部的立体倒像。检查眼底其余部分时,应使被检者能转动眼球配合检查,检查者围绕被检者的头移动位置,手持的物镜及检查者的头也随之移动。所查的影像上下相反,左右也相反。为检查眼底周边部,如检查6点方位,检查者位于被检者的头顶处,令患眼向下看6点方位。检查眼底的远周边部,则必须结合巩膜压迫法,金属巩膜压迫器戴在检查者有手的中指或示指上,将压迫器的头置于被检眼相应的眼睑外面,必要时可表面麻醉后,自结膜囊内进行检查,操作时应使检查者的视线与间接检眼镜的照明光线、物镜的焦点、被检的眼位、压迫器的头部保持在一条直线上,检查时应注意随时嘱患者闭合眼睑以湿润角膜,当怀疑有眼内占位性病变时,切忌压迫检查。

为了便于保存资料,应绘制眼底图像,此图为三个同心圆及12条放射线组成。最外圆为睫状体与玻璃体基础部,最内圆为赤道部,中间圆为锯齿缘。12条放射线表示按时钟方位的子午线,12 点方向对着患者的脚部。

第六节　眼底血管造影

眼底血管造影是将造影剂从肘静脉注入人体,利用特定滤光片的眼底照相机拍摄眼底血管及其灌注的过程。它可分为荧光素血管造影(FFA)及吲哚青绿血管造影(ICGA)两种,前者是以荧光素钠为造影剂,主要反映视网膜血管的情况,是常用的眼底血管造影方法;后者以吲哚青绿为造影剂,反映脉络膜血管的情况,有助于发现早期的脉络膜新生血管、渗漏等。FFA 出现脉络膜血管影像的时间仅几秒,很快被视网膜血管影像所遮盖。

【眼底荧光造影】

1.正常人臂-视网膜循环时间　一般为 7～12 秒。

2.眼底荧光素造影血管充盈的分期　分为视网膜的动脉前期(视盘早期荧光→动脉层流)、动脉期(动脉层流→动脉充盈)、动静脉期(动脉充盈→静脉层流)和静脉期(静脉层流→静脉充盈)。

3.眼底荧光造影晚期　注射荧光素 5～10 分钟后。

【异常眼底荧光形态】

1.强荧光

(1)透见荧光:见于视网膜色素上皮萎缩和先天性色素上皮减少。特点:①在荧光造影早期出现,与脉络膜同时充盈,造影晚期随着脉络膜染料的排空而减弱或消失;②在造影晚期,其荧光的形态和大小无变化。

(2)异常血管及其吻合:如血管迂曲扩张、微动脉瘤,常见于视网膜静脉阻塞、糖尿病视网膜病变、视网膜前膜、先天性血管扩张、视神经盘水肿、视盘炎等。

(3)新生血管:可发生在视网膜或视盘上,并可伸入玻璃体内,或视网膜下。愈新鲜的新生血管,渗漏荧光素越强。视网膜新生血管主要由视网膜缺血所致,常见于糖尿病视网膜病变、视网膜静脉阻塞、视网膜静脉周围炎等;视网膜下新生血管常见于年龄相关性黄斑变性等。

(4)视网膜渗漏:由于视网膜血管内皮和色素上皮屏障受到破坏、染料渗入到组织间隙。特点是出现在造影晚期。黄斑血管渗漏常表现为囊样水肿。

(5)脉络膜渗漏:分为池样充盈和组织染色。①池样充盈,又称为积存,荧光形态和亮度随时间的进展扩大并增强,荧光维持时间可达数小时之久,荧光素积聚在视网膜感觉层下(边境不清)与色素上皮层下(边界清);②组织染色,指视网膜下异常结构或物质可因脉络膜渗漏而染色,以致形成晚期强荧光,如玻璃膜疣染色、黄斑瘢痕染色。

2.弱荧光

(1)荧光遮蔽:正常情况下应显示荧光的部位,由于其上存在浑浊物质,如血液、色素,使荧光明显减低或消失。

(2)血管充盈缺损:由于血管阻塞、血管内无荧光充盈所致的弱荧光。如无脉病、颈动脉狭窄、眼动脉或视网膜中央动脉阻塞。视网膜静脉病变可致静脉充盈不良。如果毛细血管闭塞则可形成大片无荧光的暗区,称为无灌注区,常见于糖尿病视网膜病变、视网膜静脉阻塞等。

第七节　眼科影像学检查

一、眼超声检查

(一)A超

A超是A型超声波的简称,它是根据声波的时间与振幅的关系,来探测声波的回波情况,其定位准确性较高。

眼用A超是将探头置于眼前,声束向前传播,每遇一个界面发生一次反射,回声按返回时间以波峰形式排列在基线上,以波峰的高度表示回声强度,回声愈强,波峰愈高。A超形成一维图像,对病变解释较困难,但对组织鉴别力较高。A超轴向分辨力高,可用液晶数字显示前房深度、晶状体厚度、玻璃体腔长度和轴长度,精确度达0.01mm,用于眼活体结构测量。

A超型角膜厚度测量仪可用于测量角膜厚度,精确度达0.01mm,用于角膜屈光手术前测量角膜厚度。A超对球后视神经和眼肌不能测量。

目前许多A超都输入了人工晶状体计算公式,当测量眼轴和角膜曲率后,可自动转入人工晶状体计算模式,得出所需的人工晶状体的精确度数。

(二)B超

B超在医院的临床诊断中已经被广泛地应用,B超也可用于眼科的眼病诊断。

B超的回声以光点表示,每一回声在显示屏上形成一个光点,光点亮度表示回声强度,回声愈强,光点愈亮,把光点连接起来就成为一幅二维图像。当屈光间质不透明时,B型超声探测是了解眼内情况的方法之一,可检查白瞳孔症、屈光间质不清、视网膜和脉络膜脱离、眼底隆起物、眼球萎缩、原因不明的视力减退和高眼压、可疑眼内寄生虫和后巩膜炎、术后浅前房、玻璃体浑浊或积血；各种原因引起的眼球突出，如肿瘤、炎症、血管病及假性眼球突出；可疑眼球筋膜炎、原因不明的视力减退及眼球运动障碍；泪囊区、眼睑和眶缘肿物及眼肌及视神经的测量；眼球穿孔伤及后部破裂伤、异物定性和磁性试验、可疑眶内血肿或气肿；可疑炎症、肿瘤、囊肿、血管畸形、动静脉直接交通等。

介入性超声是指用超声引导针穿刺活检、眼球非磁性异物取出的手术导引及眼肿瘤手术的台上探查。

较先进的 B 超，具有玻璃体增强功能，可探测到细小的玻璃体浑浊及后脱离，对玻璃体视网膜手术意义较大。目前三维立体眼科超声已研制成功，它可对数百幅二维 B 超进行三维重建，合成三维立体断层影像，并可多层面及轴向上进行旋转、剖切，可精确定位定量肿瘤、玻璃体及视网膜等病变的范围和结构，为诊断及手术计划提供科学的、精确的、直观的三维立体影像，对病理学研究同样有重要意义。

（三）彩色多普勒

1.原理　利用多点选通式多普勒以彩色编码技术将血流变化的信息叠加在二维灰阶图像上的一种新型多普勒超声显像技术，它还可以同步显示组织二维结构和血流的变化信息。

2.临床应用

（1）血管性疾病：视网膜中央动脉阻塞、视网膜中央静脉阻塞、缺血性视神经病变、缺血性综合征、颈动脉海面窦瘘、眼眶静脉曲张、眼内动静脉畸形、眼上静脉血栓形成、低眼压性青光眼。

（2）眼内肿瘤：视网膜母细胞瘤、视网膜血管瘤、脉络膜黑色素瘤、脉络膜血管瘤、脉络膜骨瘤、脉络膜转移癌。

（3）眶内肿瘤：海绵状血管瘤、静脉性血管瘤、淋巴管瘤、横纹肌肉瘤、泪腺混合瘤、视神经胶质瘤、视神经脑膜瘤、炎性假瘤、眶黏液囊肿。

二、眼部 X 线和 CT

1.X 线　由于 X 线分辨力较差，眶部 X 线片仅能分辨出软组织、眶骨及空气等 3 个密度等级，但显示程度远不如 CT。X 线检查适应证如下。

（1）眼部创伤：能显示球内或眶内金属异物，并能进行异物定位，显示眶骨骨折部位和程度。

（2）眼内肿瘤：特别对视网膜母细胞瘤病例拍摄视神经显像，以确定是否有颅内侵入。

（3）眼球突出：对于继发性副鼻窦和颅内病变患者有助于确定诊断。

（4）泪囊碘油造影能显示泪囊大小。

2.CT　是除超声外唯一能够直接显示眼眶内软组织结构，还可以显示视神经、眼外肌、眼血管、眼球及晶状体等重要结构，使眼眶病变能正确定位和定性的检查。

三、眼部磁共振成像

磁共振成像（MRI）已成为较理想的检查方法。对眼眶内较小的钙化、新鲜出血、轻微骨改变、骨化的显示方面不如 CT，但在检查效果上优于 CT，表现在：①检查无创伤，患者无痛苦，对小儿患者可做多次随诊检查；②软组织分辨率高，眼眶解剖显示清楚，可做视神经扫描；③眼眶疾病和如皮样囊肿、黑色素瘤、血管畸形等，具体独特的信号强度，易于定性；④临床上较少使用造影剂。

四、视觉电生理检查

由于眼睛受光或图形的刺激，会产生微小的电位、电流等电活动，这就是视觉电生理。正常人与眼病患者的电活动有所差别，因此可以通过视觉电生理的检查，来诊断某些眼病。

视觉电生理检查包括眼电图（EOG）、视网膜电图（ERG）及视觉诱发电位（VEP）三大部分。①眼电图：（EOG）主要反映视网膜色素上皮——光感受器复合体的功能。②视网膜电图（ERG）：主要反映视网膜感光细胞到双极细胞及无长突细胞的功能。③视觉诱发电位（VEP）：主要反映视网膜神经节细胞至视觉中枢的传导功能。

总之，视觉电生理检查是一种无创伤性的视觉功能的客观检查方法，它不仅适合于一般的患者，更适合于不能做心理物理检查的患者，如婴幼儿、智力低下者或伪盲者；另对屈光间质浑浊，看不到眼底者，它可克服浑浊的障碍，测定到视功能，如白内障、玻璃体浑浊。视网膜脱离术前的视觉电生理检查可帮助预测术后视力恢复情况。此外，如将视觉电生理检查方法联合应用，可对整个视觉系统疾病进行分层定位诊断，从功能上对视觉系统进行断层扫描。因而，视觉电生理检查在眼科临床已越来越广泛地被应用。

第三章　眼科常用治疗方法

第一节　眼部给药法

一、滴眼药水法

【适应证】

(1)眼病患者需滴用药物进行治疗时。

(2)眼科检查需滴用表面麻痹剂或散瞳剂等药物时。

【禁忌证】

无。

【操作方法及程序】

(1)嘱患者头稍后仰或平卧,眼向上注视。

(2)滴药者用手指牵开下睑。

(3)将药液滴入下穹窿部。

(4)轻提上睑使药液充分弥散。

(5)滴药后嘱患者轻轻闭合眼睑数分钟。

(6)以干棉球拭去流出眼部的药液。

【注意事项】

(1)滴药前应核对所滴的药液。

(2)滴药时滴管或瓶口不能接触眼睑或睫毛。

(3)药液不要直接滴于角膜上。

(4)结膜囊内容积有限,不能因为提高疗效,过多滴用药液。一般只需滴用1

滴药液就足够。

(5)对于溢出眼部的药液应及时拭去,以免患者不适或流入口腔内被吸收。

(6)滴药后及时压迫泪囊区 3 分钟,以免药液经泪道进入鼻黏膜吸收。

(7)滴用多种药物时,应在两种药物之间间隔 10 分钟。

二、涂眼膏法

【适应证】

眼病患者需涂用眼膏进行治疗时。

【禁忌证】

无。

【操作方法及程序】

(1)嘱患者头稍后仰或平卧,眼向上注视。

(2)涂药者用手指牵开下睑。

(3)将消毒玻璃棒的一端蘸眼膏少许,与睑裂平行,自颞侧涂入下穹窿部。

(4)嘱患者轻轻闭眼,再抽出玻璃棒。

【注意事项】

(1)涂药前应核对所用的药膏。

(2)如不用玻璃棒,也可以类似的消毒器具替代,或直接将眼膏挤入结膜囊内。但注意涂药时瓶口不能接触眼睑或睫毛。

三、眼部注射

(二)结膜下注射

【适应证】

需要结膜下给药时。

【禁忌证】

无。

【操作方法及程序】

(1)嘱患者取仰卧位或坐位。

(2)眼部滴用表面麻醉剂。

(3)以手指牵开眼睑。

(4)常用注射部位为颞下方近穹窿部。

(5)注射针头应与角膜缘平行刺入结膜下,缓缓地注入药液。

(6)拔出针头,滴抗菌滴眼液。

【注意事项】

(1)结膜下注射时谨防针头穿通眼球壁。

(2)除颞下方结膜下为常用的注射部位外,其他部位也可作为注射部位。

(3)多次注射时,可不断地变换注射部位。

(4)注射时,针头不能朝向角膜或距离角膜缘太近,以免发生危险。

(5)结膜下注射可能会伤及结膜血管,引起结膜下出血。可对患者进行解释,不必惊恐,不会有严重后果,可予以热敷。

(二)球周注射

【适应证】

需要球周给药或麻醉时。

【禁忌证】

无。

【操作方法及程序】

(1)嘱患者取仰卧位或坐位。

(2)从颞下眶缘进针,紧贴眶底,沿矢状面前行达眼球赤道部,注射药液。

(3)从颞上或鼻上眶缘进针,沿眶壁向后直到眼球赤道部附近,然后注射药液。

【注意事项】

(1)注射时谨防针头穿通眼球壁。

(2)注射时可能会伤及血管,引起眶内出血。可予以压迫止血和热敷,可逐渐吸收。

(三)球后注射

【适应证】

需要球后给药或麻醉时。

【禁忌证】

无。

【操作方法及程序】

(1)嘱患者取仰卧位或坐位。

（2）嘱患者向鼻上方注视。

（3）以 5 号牙科针头，自下睑眶缘中、外 1/3 交界处皮肤进针。

（4）采取与眼球相切，沿矢状面紧贴眶底缓慢进针，直至针头穿过眶膈有一穿空感。

（5）然后改变进针方向，向枕骨大孔方向缓慢进针，至出现第二个穿空感，进入球后肌锥内，注射药液。

【注意事项】

（1）球后注射时谨防针头穿通眼球壁，特别是高度近视眼轴增长时。

（2）球后注射后，应至少压迫眼球半分钟，防止出血和促进药液扩散。

（3）如球后注射后眼球迅速突出，眼睑绷紧，结膜或眼睑皮下淤血时，则产生严重并发症眶内出血。可通过闭合眼睑压迫眶部有助于止血。

（4）注射时，针头不能朝向角膜或距离角膜缘太近，以免发生危险。

（5）注射时可能会伤及血管，引起眶内出血，使眼球迅速突出，眼睑紧绷，结膜或眼睑皮下出血。可予以压迫止血和热敷，可逐渐吸收。对可疑病例应检查眼球，了解有无视网膜中央动脉阻塞，一旦明确诊断，即应行外眦切开或前房穿刺，严重眶内出血的病例应推迟手术至少 1 周。

四、眼内注射

【适应证】

眼内炎症、水肿、脉络膜新生血管治疗等情况需要进行眼内注射药物时。

【禁忌证】

无。

【操作方法及程序】

1.前房内注射

（1）眼部滴用表面麻醉剂。

（2）开睑器开睑。

（3）以固定镊固定内直肌止端，或以棉签轻压眼球，来固定眼球。

（4）以带有空针管的注射针头，自角膜穿刺部位，呈 45°角刺入前房。吸出房水 0.1~0.2ml，再注入药液 0.1~0.2ml。

（5）缓慢拔出针头，涂眼膏后加眼垫包扎。

2.玻璃体腔内注射

(1)开睑和固定眼球。

(2)在颞侧角膜缘后 4～5mm 相当于睫状体扁平部,以细长注射针垂直于眼球壁刺入,指向眼球中心,深约 1.0～1.5cm,吸出玻璃体 0.2～0.4ml 后,缓缓注入等量药液。

(3)拔出针头,以消毒棉球压迫进针处约半分钟。

(4)涂眼膏后加眼垫包扎。

【注意事项】

(1)眼内注射时危险性较大,如无必须,就不要采用。

(2)注意眼内注射的药量不能太大。

(3)注意注入的药液对眼内组织,特别是对视网膜组织的可能毒性作用。

(4)必要时玻璃体腔内注射可以在球后麻醉后进行。

第二节　物理疗法

【熏洗法】

熏洗法包括熏法与洗法。熏法是利用药液煮沸后的热气蒸腾上熏眼部;洗法是将煎剂滤清后淋洗患眼,一般多是先熏后洗,合称熏洗法。熏洗法可以利用药液的温热,使眼部气血流畅,疏邪导滞,还可以通过药物直接作用于眼睛局部,以祛邪解毒,疏通经络,调和气血,退红消肿,镇痛止痒收泪等。这种方法适用于外眼疾病。临床上可根据不同病情选择药物煎成药汁,也可将内服药渣再煎而作熏洗用。

1.操作方法

(1)熏法:在煎药锅或盛药液的器皿上做一带孔的盖板,孔口大小与眼眶范围大小一致,双眼熏时可开 2 个相同的孔。药物煎成,用盖板覆盖在药锅或盛药的器皿口上,将患眼置于孔口熏之。如属眼睑疾病,闭目即可;如属眼表疾病,则要频频瞬目,使药力达于病所。

(2)洗法:将煎好的滤净药液置一器皿内,用消毒纱布或棉球渍水,不断淋洗眼部;此外可选用适合眼窝缘的玻璃洗眼杯进行眼浴,就是用洗眼杯盛洗眼药液半杯,先俯首,使洗眼杯缘与眼窝缘紧紧靠贴,然后仰首,并张眼瞬目,进行洗涤。

2.注意事项

(1)熏洗法注意温度不可过高,洗眼液可用手试温度,以不烫手为宜,但如痒甚者温度可稍高;温度也不可过冷以免失去治疗作用。

（2）洗剂必须过滤后用，以免药渣入眼。同时，一切器皿、纱布、棉球及手指必须消毒，眼浴可每日进行 3 次，每次 15～20 分钟。

（3）对于黑睛疾病患者，要慎用洗法。

（4）眼部有新鲜出血或患有恶疮者，忌用熏洗法。

【敷法】

敷法分热敷、冷敷与药物敷 3 种。

（一）热敷

热敷能疏通经络、宣通气血。有散瘀消肿止痛的功效。适用于外障眼病伴有目赤肿痛者，亦可用于眼外伤后的眼睑赤紫肿痛及陈旧的结膜下出血。一般分湿热敷和干热敷两种。

1.操作方法

（1）湿热敷法：先用凡士林或抗生素眼膏薄涂于眼睑皮肤上面，然后用消毒毛巾或纱布数层，放于沸水内浸湿，取出后拧干，等温度适宜时，置于眼睑上，时时更换以保持温度。

（2）干热敷法：用热水袋或玻璃瓶装热水，外裹毛巾或棉布，置于眼睑上即可。

（3）敷料的外面最好覆盖一层干净的厚棉垫，便于患者自己扶持及局部保温。每次热敷 20 分钟左右，其间要根据温度变化更换几次敷料，以保持局部温度的稳定。一般每日热敷至少 4～3 次。

（4）每次热敷完毕，除去敷料后，应迅速擦去皮肤表面的油脂和汗液，盖上眼垫，以免局部骤然受凉，发生感冒。

2.注意事项

（1）所用敷料应煮沸消毒，用后应即时清洗消毒。

（2）注意不可太热，以免烫伤皮肤。

（3）脓已成的局限病灶和新出血的眼病，忌用此法。

（二）冷敷

冷敷具有散热凉血、止血镇痛之功效。多用于急性炎症和出血，如急性结膜炎、外伤后睑部和眶部的水肿和出血，或者治疗春季卡他性结膜炎等症。

1.操作方法

（1）冷敷前，眼睑及周围皮肤，应涂一层薄凡士林油膏。如患眼有传染性，应将用过的敷料清洗消毒后才可再用。

（2）冷敷可用冷水、井水和冰水，把毛巾浸透后捞出，稍加拧干，即可敷用。

（3）也可用冰袋，将冰块砸碎，然后放入水中，溶去冰块棱角后，再装入冰袋中，排出袋内空气,扎好袋口,外面套上绒布袋或包上干毛巾。

(4)最简单的敷法是把敷布放入人造冰冰桶内。充分浸湿后绞干,然后再放在闭合的眼睑上。

(5)每次冷敷时间不宜过长,最好不超过 20 分钟。冷敷料应至少 10 分钟更换 1 次。

2.注意事项

(1)冷敷时冰袋不可过冷或重压眼部,可让患者适当掌握。

(2)冰袋只可装半满并尽量放出内部空气,以便更好地贴敷于眼上。

(3)合并有严重角膜溃疡或角膜浸润者不宜做冷敷,以免影响角膜营养的供应使病情恶化。

(三)药物敷法

药物敷法是选用具有清热凉血、舒筋活络、散瘀定痛、化痰软坚、收敛除湿、祛风止痒等作用的药物,直接敷于眼睑及其附近皮肤上的方法。适用于各种外障眼病,尤其以眼睑疾病与外伤用之较多。

1.操作方法　敷药时先将药物研成细粉,根据需要,选用水或茶水、蜜、人乳、姜汁、醋、胆汁、麻油、鸡蛋清、蛋黄油等,将药粉调成糊状,敷于眼睑上,或敷于太阳穴、额部等处。如为新鲜带汁的药物,则洗净后捣烂,用纱布包后敷之,亦有用药物煎剂或盐水作湿热敷者。

2.注意事项

(1)敷药如用于药粉调成糊状敷眼,则干了就需要再涂,以保持局部湿润为度。

(2)敷药如为新鲜药物,则药物必须清洁无变质,无刺激性,无毒性。

(3)必须注意防止药物进入眼内,以免损伤眼球。

【石蜡疗法】

石蜡疗法是一种很好的眼疾局部热疗法。因石蜡的导热性能低,所以能蕴含大量热能而徐徐放出透到组织深部。它可促进局部新陈代谢和汗腺的分泌功能,缓解患部的紧张和疼痛感觉,增加皮肤的松软弹性,使皮下组织及微血管收缩,所以它的消肿、消炎作用较一般热敷法为强,同时持续保温时间也较长,并且热而不烫,渐冷又有收缩加压的作用。此外石蜡可以反复使用。眼科最常用的是摊蜡饼法,其具体操作步骤如下。

1.操作方法

(1)将水浴加热熔化的蜡液倾倒在浅方形搪瓷盘内,使其凝成 2.5cm 厚的蜡饼。然后用清洁小刀切成 7cm×10cm 的小块。待石蜡表面温度降到 50℃ 以下即可开始操作。

（2）敷蜡前患者要拭干眼睑皮肤，然后涂一层薄凡士林，再将长方形蜡块放上，最后覆盖一层厚棉垫保温（可由患者自己用手把持并注意温度变化情况）。

（3）石蜡疗法一般1次/天，每次20～30分钟。最好将蜡敷时间及温度逐渐增加，最初38℃持续20～30分钟，最后可达45℃持续1～2小时。

（4）蜡块温度变冷即可取下，拭去表面污浊和汗液后，收集再用。

2.注意事项

（1）应特别注意热蜡里不能有水滴或蒸汽，敷蜡过程患眼一定要闭好，以免发生烫伤。

（2）颜面部皮肤有化脓性感染、狼疮、严重结核、梅毒和患者有出血性疾病者不宜做蜡疗。

（3）石蜡多次使用后可出现污浊、杂质并失去黏性和弹性，可添加新蜡或更换新蜡。

第三节　冲洗法

在历代有关中医眼科医籍中，均记载有用药汁、盐水、清水等冲洗眼部的方法。现代多采用结膜囊冲洗及泪道冲洗法两种。

【结膜囊冲洗法】

结膜囊冲洗法是用水或药液直接冲洗眼部结膜囊的方法。其作用有：①冲洗结膜囊的异物、分泌物及清洁消毒，适用于结膜异物、外障眼疾出现分泌物多者，以及内、外眼手术前消毒；②用于眼部化学损伤，消除及中和化学物质。常用的冲洗液有生理盐水、2%～4%硼酸溶液、1%～3%碳酸氢钠溶液、1/8000升汞液、0.37%依地酸二钠溶液等，或按病情需要而配制冲洗液。

1.操作方法

（1）用盛有药液的洗眼壶或吊瓶与胶管相连的装置进行。

（2）如患者取坐位，则令头稍向后仰，将受水器紧贴面颊部颧骨突的下方。如取仰卧位，则头稍偏患侧，将受水器紧贴耳前皮肤，并于外耳道塞一棉球，以防冲洗液流入耳内。

（3）操作者左手拇、示指轻轻分开患眼上下眼睑，右手持盛装药液之洗眼壶或吊瓶冲洗头，距眼2～3cm，先冲洗眼外及睑缘，再冲洗结膜囊。

（4）冲洗时嘱患者睁开眼睛并转动眼球，以扩大冲洗范围。

（5）眼眵较多者，内眼术前冲洗或结膜囊有异物时，应翻转上、下眼睑，暴露睑结膜及穹窿部，彻底冲洗。

（6）冲洗毕，用消毒纱布擦干眼周皮肤，然后除去受水器。

2.注意事项

（1）冲洗时洗眼壶位置应适中，太高易使水液四溅；太低则壶嘴接触睫毛造成污染。

（2）受水器应与皮肤紧贴，以免冲洗液外流。

（3）冲洗时避免直接冲于角膜上，动作应稳、准、轻，不可压迫眼球，尤其对角膜溃疡更应注意，以免角膜穿孔。角膜溃疡有大量分泌物者，冲洗时，须加用抗生素药液轻轻冲洗。

（4）如一眼患传染病需冲洗双眼时，应先冲健眼，再冲患眼，并注意勿使污染液溅入健眼。

（5）如遇化学烧伤时，应反复冲洗结膜囊，直至结膜囊内液体用试纸证实为中性时止。

（6）小儿冲洗时，采用卧位，固定头部再冲洗。

（7）冬季冲洗时，冲洗液应适当加温，直至与体温相近方可。

（8）传染性眼病使用过的用具，应严格消毒后再用，操作者亦应双手消毒后再进行另一次操作。

（9）对不合作者或需反复冲洗者，可在冲洗前于结膜囊内点 0.5％丁卡因溶液 2～3 次进行表面麻醉，以减少冲洗时的不适。

【泪道冲洗法】

泪道冲洗法是用生理盐水或药液注入泪道并观察液体流向的方法，以探测泪道是否通畅及清除泪囊中积存的分泌物。其作用有：①判断泪道是否通畅，是否狭窄，阻塞部位在何处；②清洗泪囊内的积存分泌物，并注入药液以治疗相应的疾病；③作为泪囊及内眼术前常规清洁消毒。

1.操作方法

（1）用 0.5％～1％丁卡因溶液点眼 2 次，或用蘸有丁卡因溶液的小棉签，夹在内眦上、下泪点之间 2～3 分钟。

（2）左手轻拉下睑显露泪小点，如泪小点太小可先用泪点扩张器显露泪小点，右手持装有 5～10ml 生理盐水的注射器（泪道冲洗针头可用 4.5～6 号针头，磨去针尖并打磨至圆滑而成），将针头对准下泪小点垂直插入约 1.5mm 深，再使针头向鼻侧让注射器转 90°，成水平位，然后针头沿下泪小管走行方向将针头缓缓推进

4～6mm。

(3)缓缓注入冲洗液,若有阻力,不可强行推注。

(4)在注入液体后,可询问患者是否感觉咽部有液体流入,患者如果是婴幼儿则可观察其有无吞咽动作。泪道通畅者,液体顺利流向鼻咽腔,受检者会立即感觉液体直达咽部;如鼻泪管狭窄,冲洗时术者会感到有阻力,并见大部分冲洗液从上泪点反流,少部分入咽部;鼻泪管阻塞者液体全部从上泪点反流;漏睛患者液体从另一泪小管反流并带脓样黏液;泪总管与泪囊汇合处阻塞者,鼻咽部无进水感觉,术者将针头推进时有坚韧的抵抗感,液体推进阻力很大;泪小管阻塞者液体从原泪点反流。

2.注意事项

(1)冲洗前应向患者及家属解释冲洗的目的和做法。以取得理解与合作。

(2)冲洗针头行进时要动作轻柔,以免损伤泪小管壁。

(3)冲洗时针头勿顶住泪小管内壁,否则可能造成液体推法困难而误诊。

(4)如液体推注后出现眼睑浮肿,则可能为误伤泪道致冲洗液进入睑皮下组织所致,应中止冲洗,必要时使分泌物被压出后再冲洗。

(5)如下泪小管阻塞,液体不入鼻咽腔而全部由原泪点反流者,可再从上泪小点进针冲洗,以判断阻塞部位及情况。

第四节　眼的激光治疗

激光来源于激发的光辐射(LASER),激光输出平行伸展呈束状,单色性好,方向性好,激光广泛的用于眼科临床治疗。人的可见光范围为400～780nm,不同波长激光在眼内有特异性靶组织反应。

一、眼科激光的种类

眼科临床用于治疗的激光大致可以分为光热效应激光治疗机,光电离效应激光治疗机和光化学效应激光治疗机。光热效应激光特指靶组织在吸收了激光能量后局部升温,使组织的蛋白质变性凝固,称为光凝固效应。主要用于治疗眼底病。光电离效应激光是一种高能巨脉冲激光(Q开关,10^{-9}秒)瞬间照射组织后,可使组织发生电离,产生等离子体,其强大冲击波可使组织裂解,从而达到切割的目的。主要用于眼前段疾病的治疗,如虹膜造孔、晶状体后囊膜切开。光化学效应指激光照射到组织后,使其分子键被打断,从而达到切割组织的目的。如准分子激光行角膜切削术治近视等即为此效应。

从发射激光的工作物质有气态,如氩离子(Ar⁺)、氦红激光、He-Ne 激光;固体,如 Nd:YAG、红宝石晶状体;半导体,如 810 眼科激光、532 眼科激光等。半导体激光由于体积小,不需要制冷,造价低,近几年的市场占有率越来越高。

准分子激光,是指受激二聚体(惰性气体和卤素)所产生的激光。基态下的惰性气体原子,其电子壳层全部被填满,故化学性能比较稳定,不可能和其他原子结合成为稳定的分子,但是当它们受到激发时,由于电子被激发到更高轨道上而打破最外层的满壳层电子分布时,则可和另一原子形成一个短寿命的分子,这种处于激发态的分子被称为受激准分子,简称准分子。现在用于激光屈光性角膜手术所用工作气体为氩氟(ArF)混合物,所产生的波长为 193nm,它是一种超紫外线光波,其光子能量很大,与生物组织作用时发生的不是热效应而是光化效应,每一发激光到组织时,可以断裂分子之间结合键,使组织分子气化,因此它的准确度非常高,而且因为它是一种冷激光,所以对于被照射部位旁边的组织不产生热效应,靠着这种准确的气化,可以把眼角膜精确地切去一层,但对周围组织无影响。其原理是通过准分子激光脉冲准确地击中细胞的分子键,每脉冲移除约 0.2μm 深度,以校正角膜的曲率,达到重塑角膜弯曲度的目的。例如角膜中央部分被削薄,可以得到凹透镜的效果,用于治疗近视;周边部被削薄,中央保留,则可造成凸透镜的效果,治疗远视;椭圆形的切割可治疗散光。

二、眼科临床激光的发展史

临床眼科激光的诞生起源于视网膜的阳光烁伤,1949 年 Meyer-Schwickerath 使用各种仪器利用阳光在视网膜上产生治疗性的凝固斑。1950 年 Moran-Salas 论证了 Meyer-Schwickerath 的发明。1956 年 Meyer-Schwickerath 和 Zeiss 公司合作,制作了高压氙光(Xenon 光)的光凝固机,氙光通过直接检眼镜发射到眼内需要治疗的部位。

1960 年 Maiman 制作了光学的微波发射器,使用红宝石产生 200 微秒脉冲的红光能量,波长 649.3nm,光斑很小,光强可变。1961 年 Zeiss 公司生产了红宝石光凝机并用于动物眼,第二年用于人眼。

1965 年纽约哥伦比亚大学 L'Esperance 开始考虑用氩离子激光作为光源,1968 年用于人眼试验,1971 年进入市场销售。

1971年哥伦比亚大学研制了YAG倍频激光,次年又研制了氪红激光。以后又出现了氩氪组合激光。

1971年Beckman制作二氧化碳(CO_2)激光在动物眼上作角膜切开和巩膜切开术。利用CO_2激光产生的光雾化作用切除肿物,以及在青光眼患眼上作激光环钻术(1979)。

1973年Krasnov在青光眼治疗中引入Q-开关的红宝石激光进行小梁网的治疗,Hager使用氩激光进行相同的治疗,1979年发展为激光小梁成形术。那时氩激光和红宝石激光还分别用于进行激光虹膜切除术。但是上述两种激光均为热效应激光,只能在小光斑和高能量下产生的微小穿通孔达到治疗目的,由于孔小加上热效应,孔很容易闭合。

1981年Q-开关的掺钕钇铝石榴石激光(Nd:YAG)把眼科激光带入了新的领域。用极短的激光能量脉冲对膜性组织进行爆破或切开,替代了很多手术。

多波长激光是一种波长连续可调的激光,1975年Burlamacch开始从事有关的研究,最初的染料激光性能不稳定,直到20世纪90年代初科以人公司生产了目前各医院普遍使用的多波长激光治疗仪。

20世纪90年代初,利用半导体将波长1064nm的Nd:YAG激光倍频后制成热效应的532nm激光和810激光。同时各种热效应激光适合玻璃体手术的发展增加了眼内激光光导纤维,通过玻璃体手术的巩膜切口,引入眼内进行光凝。半导体810激光还增加了透巩膜的睫状体激光和视网膜激光光纤。810激光的光纤还可以通过眼内镜从眼内对睫状体进行光凝。

准分子激光于1983年由哥伦比亚大学的M.D.Stephen Trokel首先开始,用193nm紫外辐射的氟氩准分子激光切割小牛的角膜组织,发现此激光可精确地切削角膜而邻近组织无热损伤反应,并设想用ArF准分子激光改变角膜的前表面曲率来矫正近视、远视和散光,为现代激光眼屈光外科手术奠定了基础。1989年,McDonald及Seiler分别首次用波长为193nm的准分子激光开始准分子激光屈光性角膜切削术(PRK)。美国FDA随诊2年的临床验证表明其安全有效。

三、青光眼的激光治疗

激光是近代重大科技成就之一,其在青光眼领域的应用,为青光眼治疗开创了新局面。近年来,激光治疗青光眼的技术发展很快,多种术式相继问世,各种类型和各个阶段的青光眼均可采用激光治疗,通过光化学效应、热效应、电离效应或压强效应,激光起到光凝、造孔或切割的临床疗效,从而减少房水生成、改变房水流动方向或增加房水外流等。

(一)激光周边虹膜切除术

激光周边虹膜切除术(LPI)的目的是在虹膜的周边部通过激光切穿一个小孔,使后房水直接经此切穿孔流入前房,解除瞳孔阻滞导致的周边虹膜向前膨隆及阻塞前房角,使原来房水排出途径恢复畅通。此操作简便安全,术后恢复快,远期疗效肯定,近年来在有激光设备的医院已几乎代替虹膜切除手术用于治疗闭角型青光眼的瞳孔阻滞。

1.适应证　适用于发病机制为瞳孔阻滞的早期闭角型青光眼,包括急性闭角型青光眼临床前期、前驱期、缓解期、间歇期及部分急性发作期患者,慢性闭角型青光眼虹膜膨隆型,房角开放 1/2 以上,无视野损害者;葡萄膜炎、白内障手术等造成瞳孔阻滞等。

2.激光方法　术前滴入 2% 毛果芸香碱缩瞳,使周边虹膜变薄,利于激光穿透。表面麻醉后结膜囊内放入接触镜,激光部位通常选择 11:00 或 1:00 方位,这样眼睑能遮挡住激光孔,以避免双瞳孔所导致的视觉干扰。尽量取虹膜周边部,可减少对晶状体的损伤及术后切除口与晶状体的粘连,避开角膜老年环及血管翳以利于聚焦。避开 12:00 处击射,以免术中形成的气泡在此处停留,妨碍手术进行。

3.掺钕钇铝石榴石(Nd:YAG)激光周边虹膜切除术　Q 开关 Nd:YAG 激光器波长为 1064nm,曝光时间 11 纳秒,光斑 $30\mu m$。作用原理是激光能量在焦点部位产生强电磁场,从靶原子夺走电子产生等离子体,等离子体吸收能量产生冲击波,击碎靶组织,当焦点存虹膜时则形成虹膜孔。操作时先用氦氖激光瞄准束聚焦在已选好的部位,根据虹膜色素多少及厚度选择能量,通常多脉冲的用 2~6mJ,单脉冲的用 4~10mJ,可连续多次击射。治疗过程中如出血或大量色素颗粒悬浮影响聚焦,可暂停治疗,改日再行第二次治疗。虹膜穿透的指征是大量色素随房水由后房涌入前房,虹膜膨隆缓解,周边前房加深,可见激光孔和晶状体前囊。虹膜孔直径应大于 $200\mu m$。

4.氩激光周边虹膜切除术　其作用原理是热效应及电离效应。虹膜色素多少是影响氩激光穿透虹膜的主要因素,浅棕色虹膜容易穿透,选用的激光参数为:时间 0.1~0.2 秒,功率 800~1000mW,光斑 $50\mu m$,30~50 次。深棕色虹膜难于穿透,选用的激光参数为功率 1000~1500mW,时间 0.2~0.5 秒,光斑 $50\mu m$,50~100 次。

5.氩激光及 Nd:YAG 激光联合虹膜切除术　治疗时先用氩激光在选定部位

虹膜表面光凝形成一激光斑,然后用 Nd:YAG 激光击穿虹膜。氩激光参数:时间 0.2 秒,功率 200mW,光斑 $100\sim200\mu m$,一般 $5\sim15$ 点形成一激光斑。Nd:YAG 激光通常多脉冲的用 $2\sim6mJ$,单脉冲的用 $4\sim10mJ$,在氩激光形成的光斑上击射,直至穿透虹膜形成足够大的虹膜孔。

文献报道以上三种激光虹膜切除术透切成功率均可达 100%,但氩激光击射次数多,一次透切成功率低,较易发生葡萄膜炎、瞳孔变形,虹膜孔的晚期闭合率较高($10\%\sim40\%$),Nd:YAG 激光一次透切成功率高,击射次数少,总能量释放少,但常会发生虹膜的少量出血,偶尔有大量出血,妨碍手术完成和继发高眼压。联合术式联合应用了氩激光的光凝效应和 Nd:YAG 的电离效应,既克服了氩激光难于穿透、远期虹膜孔闭合多的缺点,又有克服了 Nd:YAG 激光术中易出血的缺点,适宜了于我国人群虹膜色深而厚的特点,使治疗时间明显缩短,一次透切成功率提高,术中、术后并发症明显比单独术式低。

术后处理:局部滴用皮质类固醇眼药水,每日 4 次,连续 3 天;术后早期继续应用术前的抗青光眼药物(如 β 受体阻滞剂等),术后 48 小时内监测眼压,必要时加用降眼压药。

并发症:暂时性的眼压升高、前葡萄膜炎症、晶状体混浊、角膜损伤、虹膜出血、虹膜孔闭塞及复视眩光。

(二)激光周边虹膜成形术

氩激光周边虹膜成形术(ALPI)又称激光房角成形术,可增宽房角或开放房角,用于青光眼急性发作或作为其他激光治疗的辅助治疗。

1.适应证　适用于高褶虹膜综合征,急性发作的急性闭角型青光眼,窄房角的开角型青光眼激光小梁成形术前增宽房角等。

2.激光方法　术前滴入 2% 毛果芸香碱缩瞳,应用氩激光通过接触镜击射虹膜最周部,使击射处虹膜收缩,虹膜根部拉平,该处的前房加深。常用的激光参数为:功率 $50\sim400mW$,时间 $0.2\sim0.5$ 秒,光斑 $200\sim400\mu m$,以产生虹膜基质收缩而无色素脱落为宜。360°范围 $24\sim40$ 个点。

3.疗效　激光周边虹膜成形术是一种安全有效的治疗方法,但其引起的虹膜构型的改变是非永久性的,术后需定期随访以决定是否需重复治疗。如本术式联合激光周边虹膜切除术则对早期高褶虹膜型青光眼可取得相对持久的疗效。

(三)激光小梁成形术

激光小梁成形术是治疗开角型青光眼的有效办法,包括氩激光小梁成形术(ALT)、二极管激光小梁成形术、连续波 Nd:YAG 激光小梁成形术以及最近开始应用的选择性激光小梁成形术(SLT)。

1.氩激光小梁成形术　其降眼压原理是改善房水流出易度,增加房水流出。作用机制目前认为包括两方面,一是激光产生的热效应致烧灼区小梁网胶原皱缩和瘢痕收缩,小梁环向心性缩短,因而扩大和再开放小梁网间的间隙及 Schlemm's 管管径,减少房水排出阻力;二是近年研究表明激光对小梁网细胞有生物学效应,可促进小梁细胞的分裂和新的小梁细胞的生长,引起细胞外基质的生物学改变,从而改善房水的流出角度。主要用于最大耐受量药物治疗失败的原发性开角型青光眼以及剥脱综合征和色素性青光眼患者。光凝位置为功能小梁和非功能小梁交界处,以免伤害小梁网的滤过区。常用参数为功率 $800\sim1200\mathrm{mW}$,时间 0.1 秒,光斑 $50\mu m$,击射点数为每象限 $20\sim25$ 个点。一般先治疗 $180°$ 范围,观察 $4\sim8$ 周,如眼压控制不好,可追加 $90°$ 或 $180°$ 治疗。氩激光小梁成形术短期成功率约为 80%,长期观察其疗效有下降趋势,五年成功率约为 50%,十年成功率约为 30%。

2.选择性激光小梁成形术　通过低能量的倍频 Q 开关 Nd:YAG 激光选择性作用于色素性小梁网,以改善房水的流出通道,从而达到降低眼压治疗开角型青光眼的目的。其降眼压机制推测为激光作用下激活单核细胞转化为巨噬细胞从而吞噬小梁碎屑或通过刺激健康小梁组织形成,使房水的流出途径得以改善。目前研究表明,此种方法对小梁结构无凝固性损伤,可重复治疗,疗效明显,是治疗开角型青光眼的又一新措施。

(四)激光滤过手术

激光滤过手术是近年才开展的一种激光治疗青光眼的新术式,又称为激光巩膜切除术,是通过激光打孔,形成小梁网至巩膜外表面的全层巩膜瘘道,达到滤过手术的目的。用于此技术的激光有多种,包括 Nd:YAG 激光、钬激光和准分子激光等,可采用从小梁网向巩膜表面击穿的内路法或自巩膜表面向小梁网击穿的外路法两种方法进行。具有操作简易,切除精确,并发症少,可重复进行的优点。近期成功率达 70% 以上,远期疗效尚待进一步观察。

(五)睫状体光凝术

睫状体光凝术是利用激光对睫状体进行凝固、破坏,使房水生成减少以降低眼压的一种方法。由于此种方法是一种破坏性手术,因此会引起疼痛、炎症、低眼压、玻璃体积血及视力下降等并发症。目前主要用于治疗临床上难以控制的晚期青光眼,如新生血管性青光眼、无晶状体性青光眼、外伤性青光眼以及多次滤过手术失败的原发性青光眼等。其激光方法有经瞳孔睫状体光凝术、经玻璃体内光凝术、经巩膜睫状体光凝术和内镜下睫状体光凝术。半导体激光经巩膜睫状体光凝术是目前应用最广泛的一种方法,此方法是将激光光导纤维探头置于角膜缘后 1.5mm 处的球结膜及巩膜上进行治疗,激光能选择性地作用于睫状突,而对覆盖其上的结膜和巩膜损伤很小,通过激光的热效应发挥作用,造成睫状体的色素上皮、无色素上皮、基质以及血管的凝固性坏死,使睫状体上皮表面积减少,睫状体萎缩,房水生成减少。睫状体光凝术疗效肯定,与传统的睫状体破坏性手术睫状体冷冻、超声波治疗等比较,术后炎症轻,眼压过低及眼球萎缩发生率低,在发达国家已成为治疗难治性青光眼的常用方法,经巩膜睫状体光凝常发生巩膜表层坏死,睫状体内路光凝近年更多使用。

除上述常用方法外,激光还用于青光眼患者滤过术后滤过口重建、恶性青光眼的治疗等多个方面。激光技术在青光眼治疗领域中的应用大大减少了传统手术给患者带来的痛苦和危险性,节约了医疗费用,但有些术式还有待于进一步完善和探索。

四、眼底病的激光治疗

从上述眼用激光的发展史上看出激光在眼科的应用是从眼底病的治疗开始的。用于眼底病治疗的激光主要是光热效应激光,包括氩激光(488nm,514nm),红宝石激光,氪激光(647nm),多波长激光(560～640nm),半导体 532 激光和 810激光等。

(一)视网膜脉络膜病组织对激光的生物学效应

激光治疗视网膜脉络膜疾病是通过在视网膜脉络膜造成光凝固反应达到的。光凝固就是将激光的光能转化为热能,组织加热超过 65℃就会发生蛋白的变性,这一过程称为凝固。组织加热超过 100℃,就会发生组织收缩,继发脱水和炭化,继续升高温度就会发生组织的气化。眼内不同组织对不同波长激光的反应不同,要想达到凝固效应,合理的治疗眼底疾病,要了解眼内不同组织和不同物质对不同波长激光的反应。

1.不同波长光在眼内组织的穿透性和视网膜色素上皮的吸收性　激光治疗视网膜脉络膜的病变,重要的是选择能够很好穿透眼部屈光组织、同时又能被靶组织很好吸收的激光波长。激光波长 400～950nm 在眼内的穿透性可以达 95%。色素上皮和脉络膜在波长 450～630nm 时吸收率可达 70%,随着波长增加,吸收率很快下降。加热色素上皮最有效的光谱部分是在光谱的黄蓝色部分。因而氩(蓝绿)激光和 532 激光是眼内最常使用的激光光谱。

2.血红蛋白的光吸收特性　另一个重要的生物学效应是血细胞内血红蛋白对不同波长激光的吸收特性。在波长 400～600nm(蓝到黄的部分),血红蛋白有较高的吸收率,而 600nm 以上(红和接近红外的部分)的波长很少被血红蛋白吸收。当不希望血红蛋白吸收或消耗激光的光能量时,可以选择 600nm 以上的激光。

3.视黄醛的吸收特性　视黄醛是视锥细胞的感光色素,对 480nm 以下的波长有较高的吸收峰,容易造成视黄醛的破坏,为了避免造成视锥细胞的损伤不主张使用蓝光进行全视网膜光凝。而绿光以上的波长对视锥细胞安全性较好,其中 810 激光看起来对各种视网膜脉络膜疾病的治疗都是有效的。

4.视网膜脉络膜对不同波长的吸收特性　能够很好地穿透眼内透明屈光间质的各种波长的激光分别被视网膜和脉络膜吸收,吸收的组织对不同波长的反应不同。绿色波长的激光约 57% 被 RPE 吸收,47% 被脉络膜吸收,黄色激光 RPE 和脉络膜的吸收各占 50%,红色激光随着波长的增加被脉络膜吸收的逐渐增加。

(二)眼底病激光治疗的波长选择

眼底病激光治疗波长选择有下述原则:

1.病变部位

(1)视网膜的血管性疾病,如糖尿病视网膜病变,静脉阻塞,视网膜静脉周围炎,视网膜裂孔等选择绿色以上的波长,临床多使用绿光。

(2)黄斑区的视网膜水肿多选择黄色波长,以减少锥细胞的损伤。如果没有黄色波长也可以选择绿光。

(3)脉络膜病变如:脉络膜新生血管膜,或脉络膜血管瘤、脉络膜黑色素瘤宜选择红色波长。

2.病变性质

(1)视网膜出血性疾病如视网膜静脉阻塞,应选择不易被血红蛋白吸收的波长,如红色波长。

(2)玻璃体少量出血进行视网膜光凝治疗时应选择红色波长,原理同上。

(3)晶状体核硬化时晶状体内含有类似视黄醛的物质,吸收蓝绿光,此时视网膜的光凝应选择红光。

(4)视网膜微动脉瘤的光凝往往在瘤体上进行,应选择能被血红蛋白吸收较好的波长,如绿光和红光。

(三)光凝治疗的常数设置

1.光斑大小　黄斑区的光凝光斑大小一般设置在 100～200μm,除非接近中心凹可以考虑使用 50μm,光斑太小容易造成玻璃膜穿孔。黄斑区外的光斑可以设置

在 $200\sim600\mu m$，也可以更大。脉络膜新生血管膜的光凝要超过新生血管膜的边界。肿瘤的光凝也要使用大光斑，范围超过肿瘤的边界。

2.曝光时间　曝光时间一般在黄斑区内选择 0.1 秒，黄斑区外选择 0.2 秒光动力学激光和温热激光的曝光时间较长，前者达 83 秒，后者达 60 秒，治疗肿瘤时曝光时间甚至达 120 秒。如果固定光斑大小和激光的功率，长的曝光时间比短曝光时间产生较大的容积，因此在治疗肿瘤时应选择长的曝光时间。

功率高、曝光时间短，容易发生爆破效应或穿孔效应，导致视网膜裂孔或玻璃膜孔形成，这是在眼底病激光治疗中避免发生的。因此曝光时间也称为"安全常数"。脉络膜新生血管膜动物模型的制作就是利用这种"穿孔效应"。

3.激光功率　当固定光斑大小和曝光时间，随着激光功率的增大，反应容积随着增大。光凝时先确定光斑大小和曝光时间，将起始激光功率先放到较小的位置，如 50mW，如果光凝无反应，逐渐上调功率，如 100mW、150mW、200mW 等，直至视网膜出现白色的反应灶。

4.光斑反应分级　光斑反应分级是基于激光后视网膜脉络膜可见的组织反应。国际上没有统一的分类，国内外临床上大多分为四级。1 级，依稀可辨，仅仅是视网膜色素上皮的变白；2 级是雾状淡灰色反应；3 级是灰白色，中央部较白的反应；4 级是致密的熟蛋白样白色反应。全视网膜光凝和视网膜裂孔的光斑反应一般用 3 级光斑，经瞳孔温热激光（TTT）一般使用 1 级光斑，黄斑区内的视网膜微动脉瘤激光一般选择 2 级光斑。4 级光斑应当避免，容易发生局部视网膜坏死和视网膜裂孔。临床最常使用的全视网膜光凝和封闭裂孔使用的是 3 级光斑。

5.接触镜的放大倍数　进行眼底激光治疗要借助接触镜，接触镜的类型有进行黄斑区光凝的中央镜和全视网膜光凝的镜子。用于全视网膜光凝的接触镜有三面镜，赤道镜和全视网膜镜，赤道镜是一种广角度镜，范围大约 90°到视网膜后者是一种广角度的全视野镜，目前普遍用于临床。使用接触镜后反应的光斑要比设置的光斑尺寸放大一些，如全视野镜的放大因素为 1.9，相当于设置光斑为 $200\mu m$，实际光斑为 $380\mu m$。表 2-2 为各种类型的接触镜在正视眼的放大系数。

（四）光凝固治疗的目的和模式

视网膜脉络膜疾病的光凝固治疗的主要目的是通过凝固效应，使视网膜缺血的区域变成瘢痕组织，已出现的新生血管由于得不到足够的氧而消退；使视网膜神经上皮、视网膜色素上皮和 Bruch 膜产生粘连，增强视网膜色素上皮液体转运功能，促进视网膜下液的吸收维持黄斑区的结构、功能、血流动力学和流体动力学保持相对正常；破坏有病变的视网膜血管，减少这些病变血管引起的渗漏。常用的治疗模式有：

表 2-2　各种类型接触镜在正视眼的放大系数

接触镜类型	光斑的放大系数
Goldmann 型三面镜	1.08
Kreiger	1.53
Mainster	1.05
中央镜	1.01
60D 生物镜	0.92
Mainstrer 广角镜	1.47
赤道镜	1.43
全视野镜	1.41
QuadrAspheric	1.92

1.全视网膜光凝　全视网膜光凝是除黄斑区外的视网膜播散性光斑，光斑可密可疏，一般要求光斑间的距离 1～1.5 光斑直径。越往周边，光斑的直径可以越大。近黄斑血管弓部的光斑可以为 200μm，远周边部的光斑可已达 500μm。全视网膜光凝的适应证：①增殖期糖尿病视网膜病变；②视网膜中央静脉阻塞的缺血型合并视网膜新生血管或眼前段新生血管；③严重或广泛的视网膜静脉周围炎，在视网膜静脉周围炎的治疗中，除了对已形成的无灌注区进行光凝外，重要的是使用糖皮质激素治疗。

2.病变区域的播散光凝和条栅光凝　病变区域的光凝指光凝范围局限在血管阻塞的区域或水肿区域，如：分支静脉阻塞合并视网膜新生血管，静脉周围炎等。光凝新生血管周围的毛细血管无灌注区，或视网膜静脉周围炎的病变血管周围。

3.微动脉瘤和眼内肿瘤的直接光凝　糖尿病视网膜病变黄斑区的微动脉瘤合并临床有意义的黄斑水肿，在水肿较轻时也可以采用微动脉瘤的直接光凝，选择黄色激光，光斑大小在 50～100μm，1～2 级光斑，至动脉瘤变色。激光后几个月，微动脉瘤周围的硬性渗出逐渐吸收。这种方法也适用于黄斑区周围的视网膜大动脉瘤。视网膜和脉络膜血管瘤高度小于 3.5mm 时，也可以用大的光斑和较长的曝光时间，较低的激光功率对肿瘤进行直接光凝。如 0.5 毫秒或 1 秒，或 80 秒。1～2 级光斑功率，500～1000μm 的光斑直径。

4.视网膜裂孔的封闭　视网膜裂孔的光凝适应证选择无视网膜下液或极少视

网膜下液的裂孔,光斑要包围裂孔,光斑之间不要有裂隙,一般光凝1~2排。有少量下液,光斑无反应或反应差,可以部分包围后,令患者戴孔镜或双眼包扎限制活动,待第二天液体量减少后再继续光凝,包围裂孔。

(五)光凝固治疗的主要并发症

光凝固治疗如果波长选择不对,或治疗参数选择不当,不仅不能治愈原发病,还会导致一些并发症的产生,如:

1.玻璃体积血 常发生在玻璃体已存在少量出血,选用波长短的蓝光或绿光,血细胞内的血红蛋白吸收蓝绿光的能量引起玻璃体收缩,牵拉视网膜新生血管,导致玻璃体积血。

2.视网膜裂孔 发生在设置常数不当,如曝光时间短0.1秒功率选择高,产生爆破效应,也可以造成Bruch膜破裂。视网膜的裂孔可以导致视网膜脱离。

3.脉络膜脱离 发生在视网膜接受大面积光凝,特别是肾功能较差的患者。密集的全视网膜光凝分两次完成很少合并脉络膜脱离。

4.虹膜灼伤 发生在使用蓝激光和绿激光,特别是使用三面镜,激光进入眼内时被虹膜的色素吸收导致虹膜的片状萎缩。

5.牵拉性视网膜脱离 发病原因同玻璃体积血,玻璃体的血球吸收蓝色或绿色激光引起玻璃体收缩,也可以产生牵拉性视网膜脱离。

激光为眼底病开辟了广泛治疗的前景,大大降低了眼底病的治盲率。

第四章　眼外伤

第一节　眼球前节机械性眼外伤

一、角膜外伤

多见于钝挫伤、表浅的异物划伤或手指擦伤。钝力可引起角膜浅层组织擦伤。钝力也可使角膜组织急剧内陷,角膜内皮层和后弹力层破裂,造成角膜基质层水肿混浊。严重时可导致角膜破裂。

【临床表现】

(1)眼部外伤史。

(2)角膜浅层擦伤视力减退、剧烈疼痛、畏光、眼睑痉挛和流泪。可造成上皮脱落及前弹力层损伤。瞳孔反射性缩小,角膜缘有睫状充血。荧光素染色可确定角膜上皮脱落的范围。

(3)角膜基质层损伤症状较少,疼痛、畏光和流泪都较轻。基质层水肿、增厚和混浊,后弹力层出现皱褶。

(4)角膜破裂角巩膜缘较易发生。可有虹膜脱出或嵌顿,前房变浅或消失,瞳孔呈梨形。

【诊断】

根据眼部外伤史和眼部的改变,可以诊断。

【治疗原则】

(1)角膜浅层擦伤、板层裂伤滴用抗菌药物滴眼液,涂抗菌眼膏或配戴软性角膜接触镜。禁忌为了止痛而使用局部麻醉剂。角膜基质水肿混浊时,眼部可滴用糖皮质激素眼药水,必要时滴用睫状肌麻痹剂。

(2)角膜全层裂伤,长度大于 3mm 者需缝合伤口,脱出的虹膜数小时内经抗菌冲洗后可复位,时间长者需剪除以避免感染。

(3)必要时结膜下注射或全身抗菌治疗。

【治疗目标】

闭合伤口,预防感染,促进愈合。

二、角巩膜缘和前部巩膜外伤

严重钝挫伤可致眼球破裂,常见部位为角巩膜缘和前部巩膜,尤其在眼直肌下。这种外伤可造成严重后果。

【临床表现】

(1)眼部钝挫伤史。

(2)视力降低,甚至为光感以下。

(3)眼压常降低,但可以为正常或升高。

(4)球结膜出血水肿。

(5)角膜可变形。

(6)在眼球破裂方向,眼球运动受限。

(7)伤口内葡萄膜嵌顿,或玻璃体、晶状体脱出。

(8)直肌下巩膜破裂时,外部检查不易发现,称为隐匿性巩膜破裂。

【诊断】

根据外伤史和眼部所见,可以诊断。

【治疗原则】

(1)一期缝合伤口。如外伤累及玻璃体,可于术后 2 周左右行玻璃体手术,尽量保留眼球甚至有用视力。

(2)除非眼球不能缝合,不应做一期眼球摘除。

(3)眼部应用抗菌治疗,预防感染。

(4)必要时应用糖皮质激素。

【治疗目标】

手术修复伤口,预防感染。

三、外伤性前房出血

外伤性前房出血又称前房积血,见于眼球钝挫伤或手术后,以运动伤最常见。出血来源为虹膜动脉大小环、睫状体血管。伤后立即出现前房出血者称为原发性前房积血。伤后2～5天出现者为继发性前房积血。积血在1周以内者为新鲜出血,1～2周为亚急性陈旧性出血,2周以上者为慢性出血。

【临床表现】

(1)前房积血较多时,血液沉积于前房下部,于其上缘形成血平面。

(2)根据前房积血量,前房积血分为三级:积血量不到前房容积的1/3,血平面位于瞳孔下缘之下者为Ⅰ级;积血量占据前房容积的1/2,血平面超过瞳孔下缘者为Ⅱ级;积血量超过前房容积的1/2,甚至充满整个前房者为Ⅲ级。

(3)前房积血多能自行吸收,有时前房积血吸收后,因血管扩张而再度出血。

(4)复发性前房积血一般要比第1次出血量更多。

(5)前房积血可引起许多并发症,最重要的是继发性青光眼,多见于继发性出血。

(6)其次是角膜血染,在前房充满血液和眼压升高时,更易发生。

【诊断】

根据有外伤史和明确的临床表现,可做出诊断。

【治疗】

(1)半卧位安静休息。

(2)双眼包扎,限制眼球活动。

(3)不扩瞳,不缩瞳。

(4)先冷敷,阻止继续出血。然后热敷,促进积血吸收。

(5)精神紧张者,给予安眠镇静药。

(6)给予止血药,如止血芳酸、安络血等。

(7)可行前房穿刺术,防止积血。

(8)手术适应证为前房出血后眼压达60mmHg,用降眼压药72小时后毫无好转;眼压达50mmHg,持续5日不降;裂隙灯下可见角膜呈水肿及少量血染;眼压为25mmHg,前房积血为全量,持续6日;或前房积血为Ⅱ级,持续9日。

【治疗目标】

前房出血消失。

四、外伤性虹膜根部离断

外伤性虹膜根部离断是指虹膜根部与睫状体相连处分离。当钝力从正面作用于眼球后的一瞬间,瞳孔发生阻滞,周边巩膜扩张,潴留于前房内的房水向无晶状体支撑的周边部虹膜冲击,钝挫伤的力量除在打击部位产生直接损伤外,由于眼球是不易压缩的球体,钝力在眼内传递,致外伤性虹膜根部离断;或穿通伤直接致外伤性虹膜根部离断。

【临床表现】

(1)裂隙灯活体显微镜或前房角镜下,虹膜周边部新月形黑色裂缝或破损,通过离断处看见晶状体周边部或睫状突,甚至玻璃体疝出,可伴前房出血。

(2)有时全部虹膜从根部完全离断,称外伤性无虹膜。

(3)小的虹膜根部离断,无自觉症状。

(4)中等大小的离断可产生瞳孔变形,引起视觉混乱。

(5)大的虹膜根部离断,可产生双瞳,出现单眼复视。

【诊断】

根据外伤史和临床表现,可做出诊断。

【治疗原则】

虹膜根部离断伴有复视时,可行虹膜根部缝合术,将离断的虹膜缝合于角巩膜缘内侧。

【治疗目标】

当虹膜根部离断伴有复视时,可行虹膜根部缝合术,将离断的虹膜缝合于角巩膜缘内侧。

五、外伤性前房角后退

当钝力从正面作用于眼球后的一瞬间,瞳孔发生阻滞,周边巩膜扩张,潴留于前房内的房水向无晶状体支撑的周边部虹膜冲击,钝挫伤的力量波及睫状体的前面,导致环状机及放射状肌纤维与纵行肌的纤维分离,纵行肌仍附着于巩膜突上,环状肌及放射状肌纤维及虹膜根部均痉挛后退,前房角变宽,周边前房加深,称为前房角后退。

【临床表现】

(1)前房角变宽,周边前房加深。

(2)有前房出血的病例,在出血吸收后多能查见不同程度的前房角后退。

(3)前房角镜下可见。

①一度撕裂虹膜末卷及睫状体带撕裂。

②二度撕裂睫状肌撕裂,睫状体带变宽。

③三度撕裂睫状肌撕裂加深,前房角明显加宽。

(4)少数患者前房角后退较广泛,在伤后数月或数年,因房水排出受阻发生继发性青光眼,称前房角后退性青光眼。伤后1～10年是发生青光眼的高峰时间。

【诊断】

根据外伤史、临床表现和房角镜检查结果,可做出诊断。

【治疗原则】

以降眼压药物或眼外滤过术治疗继发生性青光眼。

【治疗目标】

如发生继发性青光眼,降低眼压至合理范围。

六、外伤性晶状体脱位

眼球突然遭受钝挫伤时,外力使眼球变形,房水冲击晶状体。随后玻璃体回跳冲击晶状体。经反复震动,将晶状体悬韧带部分或全部扯断,引起晶状体脱位。

【临床表现】

(1)部分断裂时,晶状体向悬韧带断裂的相对方向移位。

(2)在瞳孔区可见部分晶状体的赤道部,可有部分虹膜震颤、散光或单眼复视。

(3)晶状体全脱位时,可向前脱入前房或嵌顿于瞳孔区,引起继发性青光眼和角膜内皮损伤。

(4)晶状体全脱位时,可向后脱入玻璃体,前房变深,虹膜震颤,出现高度远视。

(5)如果角巩膜破裂,晶状体也可脱位于球结膜下。

【诊断】

根据外伤史和临床表现,可做出诊断。

【治疗原则】

（1）晶状体嵌顿于瞳孔或脱入前房，需急诊手术摘除。

（2）晶状体半脱位时，可用眼镜矫正散光，但效果差。

（3）晶状体脱入玻璃体，可引起继发性青光眼、视网膜脱离等并发症，应行晶状体切除和玻璃体手术。

【治疗目标】

改善患者视力，必要时摘除脱位的晶状体。

七、外眼及眼前节异物

外眼及眼前节异物伤较常见。大多数异物为铁质磁性金属。也有非磁性金属异物如铜和铅。非金属异物包括玻璃、碎石及植物性（如木刺、竹签）和动物性（如毛、刺）异物等。不同性质的异物所引起的损伤及处理有所不同。异物的损伤因素包括机械性破坏、化学及毒性反应、继发感染等。眼内的反应取决于异物的化学成分、部位和有无带菌。

【临床表现】

1.眼睑异物　多见于爆炸伤时，可使眼睑布满细小的火药渣、尘土及沙石。

2.结膜异物　常见的有灰尘、煤屑等，多隐藏在睑板下沟、穹窿部及半月皱襞，异物摩擦角膜会引起刺激症状。

3.角膜异物　以铁屑、煤屑较多见，有明显刺激症状，如刺痛、流泪、眼睑痉挛等；铁质异物可形成锈斑；植物性异物容易引起感染。

4.前房及虹膜异物、晶状体异物　常伴有穿通伤的表现。如角膜有线状伤口或全层瘢痕，相应的虹膜部位有穿孔，晶状体局限性混浊，表明有异物进入眼内。

【诊断】

（1）诊断主要根据外伤史、临床表现和影像学检查。

（2）诊断前房、虹膜和晶状体异物时，发现眼球壁伤口是诊断的重要依据。

【治疗】

1.眼睑异物　对眼睑异物可用镊子或无菌注射针拨出。

2.结膜异物　滴用表面麻醉剂后，用无菌湿棉签拭出异物，然后滴用抗菌药物滴眼液。

3.角膜异物

(1)对于角膜表层异物,在表面麻醉后,用棉签拭去。

(2)对于较深的角膜异物,可用无菌注射针头剔除。如有锈斑,尽量1次刮除干净。

(3)对多个角膜异物可分期取出,即先取出暴露的浅层异物,对深层异物暂不处理。

(4)若角膜异物较大,已部分穿透角膜进入前房,应行显微手术摘除异物。异物取出后滴用抗菌药物滴眼液或眼膏。

4.前房及虹膜异物 靠近异物的方向或相对方向作角膜缘切口取出,磁性异物可用电磁铁吸出,非磁性异物用镊子取出。

5.晶状体异物 若晶状体大部分透明,可不必立即手术;若晶状体已混浊,可连同异物摘出。

【治疗目标】

去除异物,预防感染。

第二节 眼球后节机械性眼外伤

一、眼球内异物

眼球内异物是一类比较常见的严重危害视功能的眼外伤。进入眼内异物的种类繁璃体积血。

【临床表现】

(1)玻璃体积血程度不同,对视力的影响不同,严重者仅有光感。

(2)弥漫性积血时瞳孔红色反光消失。

(3)玻璃体积血混浊严重时,窥不见眼底。

(4)出血易使玻璃体液化或有胆固醇性结晶沉积。

(5)严重者可发生增生性玻璃体视网膜病变,视网膜脱离及继发性青光眼。

【诊断】

(1)根据明确的眼外伤史、玻璃体积血性混浊以及相关的眼底病变,可以诊断。

(2)眼部超声检查,可见低回声光点、光斑或光团、后运动活跃,有助于诊断。

【治疗原则】

(1)可给予止血药和促进血液吸收的药物治疗,如云南白药。

(2)少量积血多可自行吸收。

(3)外伤后1个月,积血不吸收者,可行玻璃体切除术;如伴有视网膜脱离者,应该及早手术治疗。

【治疗目标】

消除玻璃体积血。

二、外伤性视网膜脱离和增生性玻璃体视网膜病变

机械性眼外伤可使血眼屏障崩溃、产生严重炎性反应、眼内出血、玻璃体嵌顿、外伤性视网膜脱离和增生性玻璃体视网膜病变(PVR)。其中后二者后果严重,其手术时机和方式的选择均与患者视力预后相关。

【临床表现】

(1)多见于青少年。

(2)有明确眼球外伤史。

(3)视力明显下降。大量、浓厚玻璃体出血可致光感消失。

(4)可发现眼球受伤部位。

(5)前房炎性反应或出血。

(6)瞳孔散大,对光反应可为灵敏、也可能会消失。

(7)晶状体位置正常或脱位,透明或混浊。

(8)玻璃体出血,根据出血量的多少,决定可否窥见眼底。

(9)视网膜表面出血,视网膜脱离。

(10)玻璃体内机化条索,牵拉性视网膜脱离。

(11)可出现视网膜裂孔。

(12)严重玻璃体出血时眼底不能窥入,B超声检查可显示视网膜脱离及PVR。

【诊断】

(1)根据眼外伤史和临床表现,可以诊断。

(2)眼部超声扫描,有助于诊断。

【治疗原则】

(1)有眼球穿通伤时应首先急诊处理。显微镜下关闭伤口,直肌止端之后的伤

口需行巩膜外环扎术。

(2)眼外伤后7~14天行视网膜脱离复位术或玻璃体切除术。

(3)外伤性视网膜脱离

①详细检查眼底,若发现有视网膜裂孔,术中行巩膜外冷凝或光凝所有裂孔。

②巩膜外切开放视网膜下液。

③巩膜外加压。

④巩膜外环扎。

(4)外伤性PVR

①行玻璃体切除术,须将玻璃体基底部的牵引增生膜切净。

②将伤口处视网膜表面的玻璃体切净。

③将视网膜从嵌闭的伤口中充分分离。

④伤道与正常视网膜之间要有一个隔离带。

⑤视网膜下机化条索必须切除。

⑥首选眼内激光封闭裂孔及视网膜切开处。

⑦倾向手术后硅油填充至少半年。

【治疗目标】

在手术显微镜下Ⅰ期处理眼球伤口。伤后7~14天进行Ⅱ期视网膜和玻璃体手术。无光感的患者也有恢复部分视功能的可能,因此不要轻易放弃治疗。

三、视网膜震荡与挫伤

视网膜震荡与挫伤是一种常见的眼外伤。其发病机制是由于眼球顿挫伤时,在对应的后极部视网膜上发生对冲力,造成视网膜组织功能或器质性的损伤。

【临床表现】

1.视网膜震荡

(1)受伤后视力减退较轻微,伤后数天后视力可恢复。

(2)眼底可见视网膜轻度灰白色混浊、水肿,黄斑中心凹光反射可消失。

(3)一般无视网膜出血,痊愈后眼底正常,不遗留色素变性和其他病理性改变。

(4)伤后早期荧光素眼底血管造影可有轻度低荧光,无荧光渗漏和视网膜屏障的破坏。

2.视网膜挫伤

(1)视力呈现不可逆性减退。

（2）眼底可见视网膜乳白色混浊、出血，水肿范围大，中心凹光反射消失，严重者黄斑区出现类似樱桃红样改变，愈合后眼底有脱色素区或色素紊乱。

（3）荧光素眼底血管造影多有荧光渗漏。

（4）视网膜电图（ERG）检查可见 a 波和 b 波波幅下降。

【诊断】

（1）根据明确的眼外伤史、特殊的眼底改变，可以诊断。

（2）荧光素眼底血管造影和 ERG 检查有助于区分视网膜震荡与挫伤的诊断。

【治疗原则】

可应用糖皮质激素、血管扩张剂、维生素类等药物治疗。目前对药物治疗视网膜震荡与挫伤的有效性仍未有定论。

【治疗目标】

对症治疗，促进视网膜的恢复。

四、视神经损伤

视神经损伤是一种严重影响视功能的眼外伤。由于视神经主要位于眼眶和视神经管内，眼球后面，又有软组织围绕，为此视神经损伤多为间接性外伤，直接外伤较少见。常见病因有颅脑外伤、颅底骨折、视神经管骨折以及眼部严重锐器冲击伤或眼球严重挤压伤等。根据视神经损伤性质和机制的不同，可分为视神经挫伤、视神经撕脱伤和视神经鞘膜内出血 3 种类型。

【临床表现】

（1）视力突然性减退，甚至完全丧失；瞳孔散大，对光反射异常。

（2）不同类型视神经损伤，眼底改变可不同。

①视神经挫伤视乳头水肿多见于外伤性蛛网膜炎，颅内视神经损伤，眼底早期多正常，晚期可出现视神经萎缩的表现。

②视神经撕脱伤部分性撕脱者，可见撕脱处视乳头下陷呈类似青光眼样视杯凹陷；完全撕脱者，待眼底出血吸收后，可见视乳头呈井状凹陷，酷似无底的洞穴，周围有严重挫伤样改变。

③视神经鞘膜内出血视网膜静脉怒张、迂曲，视网膜出血、渗出、视乳头水肿，邻近视乳头有红色圈形成，晚期可有视神经萎缩。

（3）视诱发电位（VEP）Ploo 波幅显著降低，潜伏期显著延长，严重者呈现熄灭型改变。

(4)根据视神经损伤程度不同,视野损害呈多样化改变。

(5)颅脑、眼部 CT 可见相应的阳性结果,如视神经管壁骨折、颅底骨折等。

【诊断】

(1)有明确的眼外伤史,明显的视功能障碍,瞳孔散大和对光反射异常,眼底出现的病理性改变,可以诊断。

(2)VEP 和 CT 检查的阳性结果有助于诊断。

【治疗原则】

(1)针对病因治疗。如视神经管骨折,早期可试行视神经管减压术;如视神经鞘膜内出血导致的视神经损伤,可试行视神经鞘膜切开术。

(2)给予糖皮质激素和高渗剂,以减轻水肿对视神经的进一步的损伤。

(3)可给予维生素 B_1、维生素 B_6、维生素 C、维生素 E 烟酸酯等营养神经和扩张血管性药物作为辅助治疗。

【治疗目标】

针对病因进行治疗,促使视神经功能的恢复。

五、眼球破裂

眼球破裂是一种极其严重的眼外伤。当眼球遭受的钝挫力足够强时,可在撞击部位或远离撞击部位处发生眼球破裂。直接的眼球破裂极少见,而间接性眼球破裂较多见。发生破裂的部位多见于角膜缘,也可见于结膜下、直肌下或后部巩膜,称为隐匿性巩膜破裂。

【临床表现】

(1)视力明显减退,严重者无光感。

(2)眼压降低。

(3)结膜下出血或血肿,角膜可变形,前房及玻璃体积血,眼球向破裂方向运动时出现障碍。

(4)眼部 B 超声扫描可显示球壁裂口;CT 检查可有眼环变形或不连续样改变。

【诊断】

(1)有明确的眼部外伤史,视力和眼压明显减低,可以诊断。

(2)眼部 B 超声和 CT 检查的阳性结果有助于诊断。

【治疗原则】

(1)仔细检查眼球伤口。

(2)尽可能缝合伤口,恢复眼球完整的解剖结构。

(3)根据损伤愈合情况,再决定进一步处理,如行玻璃体切除术。

(4)若眼球结构已经彻底破坏,无法修复,应行眼球摘除术,以防交感性眼炎。

(5)应用抗菌和糖皮质激素,预防感染,治疗眼部炎症反应。

【治疗目标】

修复眼球的完整性,预防感染。

第三节　眼附属器机械性眼外伤

一、眼睑外伤

眼睑为眼附属器中最容易受伤的部位。根据致伤物的性质、大小、力量的不同,可发生不同类型的眼睑损伤,一般分为钝挫伤和切裂伤。

【临床表现】

1.钝挫伤

(1)有钝挫伤史。

(2)眼睑皮肤擦伤,眼睑水肿或者气肿,皮下出血,严重时可有血肿。但眼睑结构和眼睑皮肤基本完整。常常合并结膜下出血或者结、角膜的外伤的表现。

2.切裂伤

(1)有锐器导致的眼睑切割伤或钝伤(常导致裂伤)史。

(2)眼睑皮肤裂开,深度可达眼睑全层。切裂伤的创缘整齐,而挫裂伤的创缘不规则。严重的外伤可有眼睑组织的部分或全部缺失。

【诊断】

根据眼外伤史,眼睑肿胀、出血或皮肤破裂,甚至眼睑组织缺损,可以诊断。

【治疗原则】

(1)顿挫伤首先是促进止血,局部 48 小时冷敷,以后改为热敷。如有血肿且长时间不吸收时需考虑切开引流,同时加用全身广谱抗菌预防感染。

（2）切裂伤进行清创、止血、探查伤口、清除异物。眼睑的各层组织应分层缝合。尽量顺皮肤纹理加以对合。应尽量保留睑部组织，使眼睑位置尽可能恢复。并尽量保证眼睑的结构和形态的完整。口服广谱抗菌预防感染，肌内注射破伤风抗毒素。伤口愈合良好时，可于术后 4～5 天拆线。

（3）如果发生眼睑缺损，且不能一期完整修补时，注意保护暴露的结、角膜，避免继发感染。

【治疗目标】

清创缝合，保持眼睑的完整性，预防感染。

二、泪小管断裂伤

泪小管断裂伤多因为内眦侧的眼睑切断或撕裂伤所导致，下泪小管裂伤较多见，上、下泪小管同时受累少见。

【临床表现】

（1）眼睑切裂伤病史。切裂伤位于内眦侧眼睑。

（2）眼睑组织常常全层或次全层裂开，从上、下泪小点冲洗泪道时可发现皮肤裂开处有液体流出。

【诊断】

（1）根据眼睑外伤史，泪小管部位的眼睑切裂伤，可以诊断。

（2）泪道冲洗可发现皮肤裂开处有冲洗液体流出，必要时可用染色剂证实。

【治疗原则】

（1）清洁创面，尽量一期吻合断裂的泪小管。

（2）泪小管内置入支撑物，并留置 2—4 周后拔除。

（3）滴用抗菌眼药水，必要时加用抗生素口服。

【治疗目标】

吻合断裂的泪小管。

三、爆裂性眼眶壁骨折

爆裂性眼眶壁骨折是由于间接外力引起的一组综合征。一般眶缘完整，眶壁薄弱处裂开，软组织嵌顿疝出。多由于在外力作用下，眶压突然增高，导致眶壁最薄弱处爆裂,骨折多位于眶底的眶下管、筛骨纸样板处。爆裂性眼眶壁骨折多于运动、打斗或车祸事故中发生。

【临床表现】

(1)外伤后即可有眼睑淤血、水肿、皮下气肿、眼球突出、复视等表现;而后出现典型的临床症状,如眼球内陷、眼球运动障碍等。

(2)眼球内陷,见于眶底和眶内壁骨折。多在外伤 10 天后发生,轻者眼球突出度较健侧低 2～3mm,重者可达 5～6mm,睑裂变小;因眶下部脂肪、下斜肌、下直肌、眼球悬韧带等软组织疝入上颌窦,可导致眼球向下移位,重者脱入筛窦或上颌窦;若眶下神经管骨折伤及眶下神经,则伤侧颧面部感觉异常。

(3)眼球运动障碍,眼球向上运动不足为常见,偶有下转受限,出现复视症状。

(4)可有眼球破裂伤、视神经管骨折,导致视功能严重障碍,甚至完全丧失。

【诊断】

(1)根据明确的眼和颅脑部外伤史,爆裂性眶壁骨折典型的临床表现,可以诊断。

(2)眼部 X 线和 CT 检查的阳性结果有助于诊断。

(3)视诱发电位(VEP)可以了解视神经功能损伤情况。

【治疗原则】

(1)伤后早期应用糖皮质激素,可减轻水肿和组织粘连,如泼尼松口服 60mg/d,每晨 1 次;应注意逐渐减量。同时应用抗菌防止感染。

(2)水肿消退后,若眼球内陷和眼球运动障碍较轻者,可以观察;若眼球内陷和眼球运动障碍重者,考虑及早行眶壁修复手术。

(3)有视神经管明显骨折者,可行视神经管减压术。

(4)伴有颅脑外伤者,请神经外科会诊。

【治疗目标】

减轻眼眶组织的水肿和粘连,修复骨折,保持眼眶的完整性。

四、眶内异物

外伤导致异物进入并停留在眼眶内,成为眶内异物。眼眶周围有骨壁保护,因此眶内异物多从前方进入。也可以进入眼球后再度穿透球壁进入眼眶。常合并眼球的穿通伤。异物种类以金属最为多见,其次为植物性异物。眶内异物对眼部损伤作用的机制包括机械性损伤、异物反应、继发感染以及化学性损伤等。任何眼部或眶部外伤,都应该高度重视和怀疑眶内异物的可能,以免贻误治疗。

【临床表现】

1.机械性损伤　异物切割软组织,引起组织出血、水肿以及各种相应的结构和功能障碍;当眼球同时受累时,有眼球穿通伤性表现。

2.异物性反应　任何异物均可引起受损组织异物性反应,最终被纤维组织包裹。眶内某些部位的异物性包裹可以导致继发性功能障碍,如眼外肌瘢痕粘连,眼球运动障碍,视神经受压引起视神经萎缩。

3.细菌感染　以植物性异物伤多见,可引起眶蜂窝组织炎,眶脓肿,脓肿破溃,多形成瘘管,经常有脓性分泌物排出。

4.化学性损伤　尤以铜、铁等金属性异物多见。铜性异物常引起无菌性化脓性反应,周围组织发生坏死;铁性异物,周围软组织常有铁锈沉着,少有功能障碍。

【诊断】

(1)根据明确的眼眶部外伤史,眼睑皮肤和眼球壁的穿通伤痕,眶内异物所引起的一系列症状和体征,可以诊断。

(2)眼部 B 超声扫描、CT、MRI 和 X 线等检查所显示的眶内阳性结果有助于诊断。

【治疗原则】

(1)冲洗伤口,应用大量抗菌治疗,积极预防感染。

(2)植物性异物原则上应手术取出,并行瘘管切除。

(3)对于金属性异物,应视异物性质和部位决定是否手术取出。如邻近眶前部磁性金属性异物,可手术吸出;邻近视神经较大异物,因纤维组织收缩,影响到视神经血供,可外侧开眶取出;铜性异物常可引起化脓性炎症,通常需要手术取出。

(4)其他眶内非刺激性异物,如塑料、玻璃等,一般不必手术取出。

【治疗目标】

根据异物性质和部位决定是否手术取出,进行积极的抗炎治疗。

第四节　化学性眼外伤

一、眼部酸性烧伤

酸性烧伤是指酸性化学物质接触眼部所致的化学伤。致伤物质的浓度、剂量、作用方式、与眼部接触面积、时间以及温度、压力等情况不同,其对眼部组织损害程度也不同。酸性化学物质基本上是水溶性的,可使组织蛋白发生凝固。当其浓度低时,对眼部仅有刺激作用。当其浓度高时,可使组织蛋白发生凝固性坏死,在结膜和角膜表面形成焦痂,可减缓酸性物质继续向深部组织扩散,因此组织损伤比碱烧伤为轻。

【临床表现】

1.轻度

(1)多由于弱酸引起。

(2)眼睑结膜轻度充血水肿,角膜上皮点状脱落或水肿;修复后水肿消退,上皮修复,不留瘢痕。

(3)无明显并发症,视力多无影响。

2.中度

(1)由强酸引起。

(2)眼睑皮肤可起水疱或糜烂。

(3)结膜水肿,出现小片缺血坏死。

(4)角膜明显混浊水肿,上皮层完全脱落,或形成白色凝固层。愈合后可遗留角膜斑翳,影响视力。

(5)可伴有虹膜睫状体炎。

3.重度

(1)眼睑皮肤肌肉出现溃疡。

(2)结膜广泛性缺血性坏死。

(3)角膜全层混浊,甚至穿孔。

(4)巩膜坏死。

(5)有时引起眼球萎缩。

【诊断】

根据明确的眼部酸烧伤史,眼睑皮肤和眼球的临床表现,可以诊断。

【治疗原则】

(1)急救处理争分夺秒,彻底冲洗眼部,是处理眼部酸烧伤最重要的一步。可用自来水或生理盐水冲,冲洗时间不少于 15 分钟。

(2)应用抗菌药物,积极控制感染。

(3)结膜下注射 5%磺胺嘧啶钠 1~2ml。

(4)早期应用糖皮质激素,抑制炎症反应和新生血管的形成。

(5)滴用自家血清。

(6)应用胶原酶抑制剂防止角膜穿孔,可点用 2.5％～5％半胱氨酸滴眼液或 10％枸橼酸钠滴眼液,也可口服四环素等药物。

(7)如发生虹膜睫状体炎,可给滴用 1％阿托品滴眼液。

(8)切除坏死组织,防止睑球粘连;若角膜溶解变薄,可行角膜板层移植术。

(9)晚期针对出现的并发症进行相应的治疗,如行睑部整形术,穿透性角膜移植术等手术治疗。

【治疗目标】

进行现场急救和后续治疗,尽量保持眼部组织的完整性和功能。

二、眼部碱性烧伤

碱性烧伤是指碱性物质接触眼部所导致的一种化学烧伤。视碱性物质的性质、浓度、剂量、作用方式、接触面积.时间以及温度、压力等情况的不同,对眼部组织损害程度亦不同。常见的碱性烧伤多由氢氧化钠、生石灰、氨水等引起。由于碱能够溶解脂肪和蛋白质,与组织接触后能很快渗透到深层组织和眼内,使细胞分解坏死,一般来说,碱烧伤比酸烧伤的后果严重。

【临床表现】

1.轻度

(1)多由于稀释的弱碱引起。

(2)眼睑结膜轻度充血水肿。

(3)角膜上皮点状脱落或水肿;修复后水肿消退,上皮修复,不留瘢痕。

(4)无明显并发症,视力多无影响。

2.中度

(1)由较稀的弱碱引起。

(2)眼睑皮肤可起水疱或糜烂。

(3)结膜水肿,出现小片缺血坏死。

(4)角膜明显混浊水肿,上皮层完全脱落,或形成白色凝固层。烧伤愈合后可遗留角膜斑翳,影响视力。

(5)常伴有较严重的虹膜睫状体炎。

3.重度

(1)多由强碱引起。

(2)眼睑皮肤肌肉出现溃疡。

(3)结膜广泛性缺血性坏死。

(4)角膜全层混浊变白,溃疡形成,基质溶解,甚至穿孔,巩膜坏死等。

(5)晚期愈合后,常有睑球粘连、假性翼状胬肉、角膜白斑、角巩膜葡萄肿、继发性青光眼、白内障、甚至眼球萎缩等发生。

【诊断】

根据明确的眼部碱烧伤史,眼睑皮肤和眼球由碱烧伤所产生的一系列临床表现,可以诊断。

【治疗原则】

(1)急救处理争分夺秒,彻底冲洗眼部,是处理眼部碱烧伤最重要的一步。可用自来水或生理盐水冲,冲洗时间不少于 15 分钟。

(2)应用抗菌,积极控制感染。

(3)应用维生素 C,如结膜下注射维生素 C 2ml,每日 1～2 次,也可口服或静脉点滴维生素 C。

(4)早期应用糖皮质激素,抑制炎症反应和新生血管的形成。

(5)滴用自家血清。

(6)应用胶原酶抑制剂防止角膜穿孔,可滴用 2.5%～5%半胱氨酸眼药水或 10%枸橼酸钠眼药水,也可口服四环素等药物。

(7)如发生虹膜睫状体炎,滴用 1%阿托品滴眼液。

(8)0.5%依地酸钠(EDTA)滴眼,可促进钙质排出,可用于石灰烧伤的患者。

(9)切除坏死组织,防止睑球粘连;若角膜溶解变薄,可行角膜板层移植术。

(10)晚期针对出现的并发症进行相应的治疗,如行睑部整形术、睑球分离术、穿透性角膜移植术等手术治疗。

【治疗目标】

采取现场急救和后续治疗,尽量保持眼组织的完整和功能。

第五章　眼眶疾病

第一节　眼球突出

眼球突出是指眼球突出度超出正常范围内，人正常眼球突出度在 12～14mm，平均 13mm，两眼差值不超过 2mm。眼眶的炎症、水肿、肿瘤、海绵窦血栓形成或眼球增大皆可引起，可为眼病征象，也可为全身病的病征。

一、炎性眼球突出

【病因】

1.眼眶急性炎症　为眼眶后部骨膜炎、眼眶蜂窝组织炎以及眼球筋膜炎等。

2.眼眶慢性炎症　常见为眼眶假瘤。

【临床表现】

1.眼眶急性炎症所致的眼球突出　在眼球突出之前或同时伴有眼眶的明显炎症，所以容易作出诊断。

2.眼眶慢性炎症所致的眼球突出　常见为眼眶假瘤。眼眶假瘤是一种非特异性慢性增殖性炎性病变，病理改变可为炎性细胞、胶原组织增生、脂肪坏死、肌肉血管炎。这是眼球突出的常见原因之一，常被误诊为真性眼眶内肿瘤，需加以鉴别。

其他如眼眶结核、梅毒、寄生虫引起的眼眶炎症，眼球突出较为少见。

二、外伤性眼球突出

【病因和临床表现】

由于头部外伤，颅底、眼眶骨折，眶内出血，组织肿胀，引起的急性或亚急性外伤性眼球突出。严重者可使眼球脱出于眼眶外,但较少见。也有的是由于手术或治疗时球后注射造成的眶内大量出血而引起眼球突出。

【治疗原则】

1.外伤所致眼球脱出者,应将眼球复位并用消炎眼膏同时加压包扎。

2.眶内组织出血、肿胀者,用消炎眼膏并加压包扎患眼。

三、搏动性眼球突出

【概述】

搏动性眼球突出是由于颈内动脉破裂,血液流入海绵窦,使静脉压显著增高,大量血液流入眼静脉,当动脉收缩时,引起冲动性眼球突出和杂音。

【病因】

1.多为头部外伤,颅底骨折所致。

2.少数由梅毒或动脉硬化引起。

3.先天性眼眶顶骨缺陷伴有脑膜突出者,也可出现搏动性眼球突出。

【临床表现】

1.眼球突出。

2.眼睑和球结膜水肿,血管扩张如"海蛇头"样。

3.眼眶部可闻隆隆声、搏动性杂音,当压迫同侧颈内动脉时,杂音可以完全被制止。

4.视网膜静脉怒张、出血。

5.视力下降　当有视盘水肿或黄斑部水肿时可引起视力下降。

6.展神经、动眼神经和滑车神经有麻痹者提示为颈动脉海绵窦瘘。

7.三叉神经(第一支)麻痹者提示为床突下动脉留。

【辅助检查】

X线血管造影。

【治疗】

1.轻的观察不需治疗。

2.手术治疗。

四、间歇性眼球突出

【病因】

间歇性眼球突出较少见,多由先天性或后天性眶内静脉曲张、血管瘤引起。

【临床表现】

1.眼球突出,时轻时重,有时消失。

2.多为单侧性。

3.低头、弯腰或压迫颈静脉时,可加重眼球突出;直立时眼球突出可以减轻或消失。

【治疗】

轻者可观察,重者可考虑手术治疗。

五、内分泌性眼球突出

【概述】

内分泌性眼球突出为一种慢性进行性眼眶炎症,由于本病的病因不明,所使用的诊断名称、分类也不一致。合并甲状腺功能异常者称为 Graves 眼病,而甲状腺功能正常者称为眼型 Graves 病。

Graves 病分为轻症和重症两型。

1.轻症内分泌性眼球突出(非浸润性) 女多于男,在青春期至更年期内发病、起病缓慢。食欲增加、乏力、消瘦、出汗多。甲状腺肿大,心动过速。

2.重症内分泌性眼球突出(浸润性) 无性别差异,多在 40 岁以上。

【症状】

眼球突出多为双侧,但也可为单侧。

(1)上睑退缩又称凝视现象,眼球向正前方注视时,上睑不能遮盖角膜上方而露出长条巩膜。

(2)上睑下落困难,正常人眼球向下旋转时,上睑随着下落,而本病患者上睑下落不足或不能。

(3)眼睑丰满,眼睑浮肿,尤以上睑明显。

(4)睑裂痉挛性开大,当患者注视东西时睑裂痉挛性开大,可露出角膜上、下方巩膜。

(5)眼睑震颤,当眼睑轻轻闭合时有震颤。

(6)集合不足,双眼集合运动减弱。

(7)眼肌麻痹,部分或全部眼外肌麻痹,但不合并眼内肌麻痹。

(8)瞬目反射减少。

(9)瞳孔间接对光反应异常。

以上症状中前五项最为常见。

【辅助检查】

(1)实验室检查:基础代谢增高,碘-131 吸收率增高,血清 T_1、T_4 含量增多,T_3 抑制率降低。

(2)眼眶 CT:不同程度眼肌肥大,眼睑组织肥厚。

【病因】

(1)由轻症发展而来。

(2)开始即为本型,但甲亢被药物或手术控制。

(3)经药物或手术治疗后变为黏液水肿(钾低)。

【症状】

本型为眼眶浸润性病变,故眼部症状重。

(1)眼球突出明显加重。

(2)眼肌麻痹、眼球运动障碍加重,下直肌、内直肌首先受累,其次是上直肌和外直肌。

(3)眼睑及球结膜充血水肿加重。当眶静脉压增高时可并发开角型青光眼。

【辅助检查】

实验室检查。

按甲状腺功能而有所不同:①甲状腺功能亢进者,基础代谢率增高、碘-131 吸收率增高、T_3 和 T_4 增高、T_3 抑制率降低。②甲状腺功能正常者,基础代谢率及碘-131 吸收率均正常,T_3 和 T_4 正常或略高,而 T_3 抑制率降低。

【内分泌性眼球突出的治疗】

1.药物或手术治疗病因。

2.对角膜暴露者行眼部包扎或睑缘缝合术。

3.对眶压高、视盘和视神经有水肿者应作眼眶减压术。

4.合并有开角型青光眼者,应给以青光眼药物或手术治疗。

5.激素治疗球后注射曲安奈德 20～40mg。

第二节　眼眶炎症

由于眼眶与鼻窦、口腔和颅内密切相关,眼眶附近组织和全身的炎症,都可引起眼眶的急性和慢性炎症。

一、急性眼眶炎症

(一)眶骨膜炎

【病因】

1.常由眶部附近炎症病灶蔓延所致,成人多由鼻窦炎,婴、幼儿多由上颌牙槽脓肿引起。

2.少数可由全身急性传染病转移蔓延所致,如猩红热、百日咳或病灶感染等。

【临床表现】

1.眶前部骨膜炎

(1)眼睑和结膜高度充血、水肿。

(2)眶缘局部组织肿胀、发硬并有明显压痛。

(3)眼球被推向病灶对侧,向病灶侧运动受限。

(4)轻者炎症吸收,不留后遗症。

(5)重者经排脓引流后炎症消退。

2.眶后部骨膜炎

(1)炎症位于眼眶深部,症状较前者为重。

(2)眼睑和结膜高度水肿,眼球呈轴向突出。

(3)重者可出现眶尖综合征:因第Ⅲ、Ⅳ、Ⅵ脑神经麻痹,而引起上睑下垂,眼球各方向运动受限,瞳孔开大,瞳孔的对光反应和集合反应消失,视力下降(因视神经炎症、水肿或萎缩所致)。

(4)第Ⅴ对脑神经第一分支(也可同时包括第二分支)麻痹,引起上睑、鼻、额、颞部,结膜和角膜知觉减退或消失。

(5)如果炎症向颅内蔓延,可引起脑膜炎或脓肿而危及生命。

【治疗原则】

1.找病因,应作耳鼻喉科、口腔科和内科全面检查。

2.针对病因,给予足量的全身抗生素。

3.局部热敷。

4.手术切开引流。

(二)眶蜂窝组织炎

【病因】

1.鼻窦炎是引起眶蜂窝组织炎最主要的原因,其中最常见者为筛窦炎,其次为额窦炎、上颌窦炎和蝶窦炎。

2.颜面部丹毒、脓肿、睑脓肿、急性泪囊炎、牙槽感染以及口腔和咽部的化脓性炎症引起眶蜂窝组织炎。

3.猩红热、水痘、流行性感冒、菌血症、败血症等全身急性传染病,引起本病。

【临床表现】

眶蜂窝组织炎是眼眶软组织炎症中最严重的种,主要的临床表现如下:

1.眼睑、结膜高度充血、水肿。

2.眼球高度突出,开始有明显的眼球转动痛,继则眼球固定不能转动。

3.暴露性角膜炎,因眼球突出,眼睑不能遮盖角膜所致。

4.眶压增高,因眶内组织炎性肿胀引起。

5.视神经早期为水肿、炎症;晚期可引起萎缩。这是由于炎症直接侵犯视神经所致。

6.视网膜动脉或静脉可发生阻塞,严重者可发生色素膜炎、全眼球炎。

7.全身常伴有发热、头痛、恶心呕吐,白细胞增高等症状。当炎症扩散引起海绵窦血栓、脑膜炎或脑脓肿时,可引起死亡。

【治疗原则】

检查病因并给予适当处理。全身应用大量抗生素及磺胺制剂。如已形成脓肿,应切开引流,防止炎症向颅内扩散,局部热敷。

(三)眼球筋膜炎

【病因】

眼球筋膜炎为眼球筋膜内的炎症,分为浆液性和化脓性两种。

1.浆液性眼球筋膜炎多由风湿或过敏性反应引起。

2.化脓性眼球筋膜炎多由流感、白喉、败血症、外伤、手术感染或眼眶周围化脓性炎症所致。

【临床表现】

1.起病急,炎症常开始于眼外肌的肌腱处,可引起眼外肌麻痹、眼球运动受限。

2.球结膜水肿、眼球压痛和转动痛。

3.炎症消退后常引起球筋膜和眼球广泛粘连。

4.浆液性眼球筋膜炎多为双侧性,症状较轻,有复发趋势。

5.化脓性眼球筋膜炎多为单侧,但也可为双侧,症状较重,球结膜下可有黄色积脓区,严重者炎症向外扩散到眶内组织,而引起眶内脓肿、眼球突出,炎症向内蔓延,可引起巩膜穿孔、全眼球炎。

【治疗】

针对病因,可用抗生素、激素、碘剂等药物。

【自然病程和预后】

急性眼眶炎症,它不仅危害视力,有时扩散到全身发生败血症可造成对生命的威胁。预后较差。因此对于眶部炎症应及时作出正确诊断,早期彻底给予治疗。

【患者教育】

眼部疼应及时就诊治疗。

二、慢性眼眶炎症

(一)非特异性眼眶慢性炎症(眼眶假瘤)

【病因】

1.病因不清楚,但与感染,鼻窦炎有关。

2.炎症后眼眶内脂肪组织破坏、分解引起的增殖性反应。

3.病毒的组织核蛋白的改变引起的自身免疫反应。

4.病理检查慢性炎症、无瘤细胞,故称假瘤。

【临床表现】

假瘤与真性肿瘤的临床表现有如下区别:

1.假瘤可为双侧,而真瘤多为单侧。

2.假瘤在眼球突出前常有眼睑、结膜的炎症阶段;真瘤为无症状的眼球逐渐突出。

3.眼底检查,当真瘤较大压迫眼球时,可引起眼底局部受压的表现,不影响视力;而假瘤炎症阶段,可引起视网膜炎、视神经炎和视力损害。

4.X线照相、超声波、CT、MRI检查,有利于鉴别假性和真性肿瘤。

5.抗炎药物、激素治疗对假瘤有效,而对真瘤无效。

【治疗原则】

1.去除病因。

2.用抗炎药物、皮质类固醇和碘剂治疗。

(二)特异性眼眶慢性炎症

【病因】

多为结核,梅毒较为少见。

【临床表现】

1.眼眶结核

(1)以眶前部骨膜炎为主。

(2)青少年多见。

(3)常有外伤史。

(4)一般形成冷脓肿、骨疡和骨坏死,脓肿穿破形成瘘管。

(5)病程经过缓慢。

(6)可见睑外翻和兔眼并发症。

2.眼眶梅毒较眼眶结核少见,多见于三期梅毒,常见为梅毒性骨膜炎。

【治疗】

病因治疗,抗结核或驱梅治疗。

第三节　眶内囊肿和眼眶肿瘤

一、泪腺混合瘤

【概述】

泪腺混合瘤在眶原发性肿瘤中发病率最高,来源于泪腺管或腺泡,也可以起源于副泪腺及先天性胚胎组织残留(泪腺原基)发病年龄多为 30～50 岁,多为良性,生长缓慢,少数为恶性。

【症状】

早期无任何自觉症状。晚期由于暴露性角膜炎、视神经和黄斑部水肿、视神经萎缩,而引起视力下降。

【体征】

1.眼睑外侧皮下摸到肿块,边界较清楚、表面呈结节状、质较韧,可推动。

2.早期眼球无突出、运动也无障碍,晚期眼球向下方突出,向颞上方运动受限。

3.上睑下垂。

4.当肿块与眼眶广泛粘连或有压痛者,提示肿物已侵犯眶骨,有恶变的可能。

【辅助检查】

眼眶 X 线片、超声波、CT 检查有助于诊断。良性者为泪腺窝扩大及骨质增生,恶性者则为骨质破坏。

【治疗】

1.放疗不敏感。

2.手术切除。

手术时尽可能将肿瘤连同包膜一起完整切除,以防止瘤细胞种植引起复发。

二、眼眶血管瘤

【概述】

眼眶血管瘤是由血管组织的错构、瘤样增生而形成的常见原发眶内肿瘤,是一种常见的良性中胚叶眶肿瘤,占眶内占位性病变的第二位,为 $10\%\sim15\%$。其中海绵状血管瘤最常见,多见于青壮年,占眶血管瘤的 $50\%\sim96.3\%$。其次为毛细血管瘤,多发生于婴幼儿,约占 18%。病程缓慢。

【分类】

1.海绵状血管瘤。

2.蔓状血管瘤。

3.血管内皮瘤。

4.血管外皮瘤。

5.毛细血管瘤和血管肉瘤。

【症状】

1.单眼发病,缓慢进展的无痛性眼球突出。

2.视力减退。早期视力不受影响,肿瘤增大到一定程度可引起屈光不正或眼球后极部受压而引起视力下降。

3.复视。

【体征】

眼球突出,一般无眼球运动障碍。

【辅助检查】

1.B超表现眶内类圆形中等透声占位,边界清楚,内部回声均匀、较强,可有无回声晕,压迫可有变形。

2.X线平片肿瘤较大时可见患侧眶密度增高,可有局限性眶腔扩大,但眶壁骨质无破坏。偶见浅淡钙化斑或囊状钙化影。

3.CT表现眼肌圆锥内圆或卵圆形软组织密度占位,边缘光滑清晰,中度至明显增强。可有静脉石或钙化。大肿瘤可有眶扩大,无骨壁破坏。眶尖常保持正常。

4.MRI表现肿瘤边界清楚,光滑,T1加权像中、低信号,T2加权像高信号,信号强度均匀。巨大肿瘤可占据眼球后间隙大部,但眶尖仍可见脂肪信号。病理检查明确诊断。

【治疗】

1.对婴幼儿和儿童患者可随访观察,不必急于手术。

2.对年龄较大、肿瘤发生较快、眼球突出明显并压迫眼球引起视力损害者,则应考虑手术。

【手术方法】

1.经眶缘切开肿瘤位置较浅者。

2.外眦切开合并下穹隆结膜切口。

3.外侧眶骨壁切开术　肿瘤较大、位置较深、与周围组织粘连较多者。

三、眼眶囊肿

【概述】

眶内发生囊肿样占位病变,统称为眼眶囊肿,根据囊肿的性质,可以具体区分为眼眶皮样囊肿、黏液囊肿等,多数属于良性。共同的特征为眶内肿瘤样病变中,包含有囊腔,内含有各种液体。

(一)眼眶皮样囊肿

【临床表现】

1.无自觉症状,发展缓慢。

2.常发生于眼眶的边缘部,尤其是外上或内上方眶缘。

3.囊肿呈圆形或椭圆形、表面光滑、边界清楚,与皮肤不粘连、可移动,其蒂固定在骨缝上。

4.囊内有软骨、毛发、牙齿和腺体。

【鉴别诊断】

脑膜膨出

(1)较为少见。

(2)多由眶内上角鼻根处的额骨、筛骨、泪骨、上颌骨之指缝中间脱出。

(3)固定于眶骨处不能移动。

(4)压迫肿块时,可使其缩小并有与脉搏一致的搏动感。

(二)黏液囊肿

【病因】

黏液囊肿由鼻窦长期慢性炎症、外伤,使鼻窦内黏液分泌物不能排出而潴留造成的。

【临床表现】

1.眼球突出、移位。

2.眼球向外下方移位——额窦囊肿。

3.眼球向外侧移位——前筛窦囊肿。

4.眼球向正前方突出——后筛窦及蝶窦囊肿。

【诊断】

超声波、CT 和 X 线平片检查即能做出明确诊断。

【治疗】

手术治疗。

【自然病程和预后】

一般视力预后良好。晚期发生的视力丧失和眼肌麻痹较难恢复,通常全身预后良好,但有复发倾向。

【患者教育】

慢性鼻窦炎要积极治疗。预防发生眼眶黏液囊肿。

四、眼眶神经瘤

(一)神经纤维瘤

【临床表现】

1.良性肿瘤。

2.从小发病。

3.发展缓慢,病程长达数年至数十年。

4.孤立神经纤维瘤,在眼眶的为圆形、灰色、质较硬、有囊膜包绕的神经纤维瘤,生长缓慢,较为少见。

5.弥漫型眼眶神经纤维瘤,又称 VonReckinghausen 病,是全身神经纤维瘤在眼眶的表现。

(1)从眼睑和颞额部开始发病,然后向眶部蔓延。

(2)肿瘤组织柔软肥厚、增大、有弹性,境界清楚但无包膜。

(3)颜色与正常皮肤一致,肿瘤缓慢增大。

(4)眼球突出,因瘤组织充满全眼眶。

(5)早期骨质增生,晚期眶骨破坏。

(6)眼球搏动,与脉搏一致,但无杂音。

(7)全身除有神经纤维瘤外,还有皮肤咖啡色斑及乳头状软疣。

【辅助检查】

CT 可清楚显示病变,尤其对眶壁及邻近骨质显示最佳,MRI 可准确显示病变的范围。

【治疗】

手术治疗。

(二)神经鞘瘤

【概述】

为神经外胚叶性肿瘤,多为良性,生长缓慢。成年人好发。

【临床表现】

1.可发生在眼睑和眼眶,而以眼眶为多见。

2.眼球突出、复视。

3.在眶缘可扪到肿块,为圆形或椭圆形、质地软硬不一,有囊腔者较软。

4.肿物大多起于肌圆锥内。

【治疗】

手术切除。肿瘤有完整包膜,尽量切除干净,防止复发,防止恶变。

肿瘤与周围组织粘连紧密,术中注意保护视神经、眼外肌等重要结构。如分离困难,可采用囊内切除法。

（三）视神经胶质瘤（视神经肿瘤部分）

【概述】

起源于视神经的神经胶质成分,为良性或低度恶性肿瘤。本病多起自视神经孔附近,向眶内或颅内发展。一般不引起血行转移。

【症状】

1.视力减退早于眼球突出。

2.头痛、恶心、呕吐——提示肿物向颅内发展。

【体征】

1.眼球突出。

2.常发生于 10 岁以下儿童。

3.多为单侧。

4.进展较缓慢。

5.眼球运动障碍

6.眼底可见视盘水肿,视神经萎缩。视网膜放射状条纹。

【影像学检查】

X 线头颅片,可见视神经孔扩大。

【治疗】

1.手术治疗　应尽早切除肿瘤。根据肿瘤的位置不同决定不同术式。

(1)肿瘤位于眼眶中段,则可行眶侧壁开眶术将肿瘤取出,保留眼球。

(2)肿痛已突入眼球内者,则需将肿瘤连同眼球一并摘出。

(3)肿瘤位于眶尖或颅内者,则需行开颅术将肿瘤彻底切除。

2.放射治疗。

（四）视神经脑膜瘤

【概述】

视神经脑膜瘤是起源于蛛网膜成纤维细胞或硬脑膜内面的内皮细胞中胚叶性肿瘤。属于良性肿瘤,但也可恶变。一般生长缓慢,多见于青年人,以女性为多。

【症状】

1.眼球突出先于视力减退。

2.起源于不同部位的脑膜瘤可出现不同的症状:①起源于颅内者,有头痛、呕吐等颅压高的症状;②起源于视神经管者,常先有视野向心性缩小和视神经孔扩大;③起源于眶内者,向前进入眼球,向后进入颅内。

【体征】

1.眼球运动障碍位于眶尖部的肿瘤早期出现。

2.眼底　出现视盘水肿、血管扩张、黄斑部放射状条纹,晚期出现视神经萎缩。

【辅助检查】

1.视野检查视野缺损。

2.X线头颅片可见视神经孔扩大、眼眶扩大。

【治疗】

1.手术治疗　早期单纯肿瘤切除。

2.眶内容摘除术患者眶内充满肿瘤组织,视力完全丧失者。

五、眼眶肉瘤

【概述】

眼眶肉瘤较常见,发病率居第四位,可原发于眼眶内肌肉、骨膜和筋膜,以横纹肌肉瘤最为多见,淋巴肉瘤、脂肪肉瘤、纤维肉瘤、滑膜肉瘤和平滑肌瘤等少见。

(一)横纹肌肉瘤

横纹肌肉瘤发病年龄较小,大多在 10 岁以内。起病急,发展快。

【症状】

1.早期有眼胀不适感。

2.眼疼、流泪。

3.视力下降。

【体征】

1.早期轻度眼球突出,但很快呈现眼眶炎症的外观及眼球突出明显加重。

2.眼睑和结膜高度水肿,肿瘤可扩散到结膜下呈息肉样外观。

3.上睑下垂。

4.眼球运动受限。

5.眶缘可扪到肿物,质软无包膜。

6.眼底后极部可见受压现象,视盘充血、水肿,黄斑部放射条纹。

【辅助检查】

X线检查早期眼眶骨正常,晚期骨质破坏,瘤体向鼻窦、颅内蔓延。

【治疗】

1.眶内容摘出术 此瘤恶性程度高,一经确诊,立即行眶内容摘出,辅以放疗。

2.放射治疗 此瘤对放射线比较敏感,术后用量(60 钴)为 40~60Gy。

3.化疗 不宜手术者可试用长春新碱及环磷酰胺等治疗。持续治疗 1 年,可提高治愈率。

(二)淋巴肉瘤

淋巴肉瘤恶性度极高,肿瘤无被膜,发展迅速,临床症状较横纹肌肉瘤更为严重。预后极差,早期即可向邻近组织扩散,并转移至全身。

(三)纤维肉瘤

纤维肉瘤的恶性程度较横纹肌肉瘤和淋巴肉瘤为低,转移较晚或不发生转移。大多发生在 2 岁以内,10 岁以后少见,预后较好。

【临床特点】

1.发病年龄较小。

2.眼球疼痛多发生于眼球突出之前。

3.眼球突出速度较快。

4.早期眼球运动障碍。

【体征】

1.眼睑、结膜水肿。

2.眶缘常可扪到肿物。

3.肿物生长快。

【辅助检查】

CT:眼眶扩大,骨质破坏,眶上裂或视神经孔扩大。

【转移方式】

1.直接浸润转移 短期内可破坏眶骨壁和视神经孔使肿瘤向鼻窦或颅内转移。

2.主要为血行转移。

【自然病程和预后】

恶性程度高,预后差。

第六章 眼睑疾病

第一节 解剖生理

眼睑分上睑和下睑,上、下睑的游离缘称睑缘,睑缘宽约 2mm,分前唇和后唇。前唇钝圆,后唇呈直角,与眼球紧贴,有利于泪液沿眼球表面流入泪道。睑缘部富含腺体,包括皮脂腺、变态汗腺和睑板腺。睑板腺分泌的睑脂构成泪膜的脂质层,具有重要的生理功能,包括防止泪液外流;延缓泪膜水分蒸发;防止泪膜被皮脂腺分泌物污染;提供光滑平整的光学界面;防止睑缘皮肤被泪水浸渍及抗菌作用等。正常人的眼睑睑缘处常有表皮葡萄球菌、类白喉杆菌、微球菌等寄生。

1.组织学 眼睑分五层,由前向后为:①皮肤层:是人体皮肤最薄之处,易形成皱褶。②皮下组织层:由疏松结缔组织构成,易形成水肿。③肌层:包括眼轮匝肌、提上睑肌和 Muller 肌。眼轮匝肌由面神经支配,司眼睑闭合,其肌纤维呈环行,故眼睑手术时切口应与肌纤维平行;眼轮匝肌尚有部分纤维分布于泪囊部,收缩时可使泪囊有规律地收缩与扩张,使泪液排出。提上睑肌起自视神经孔处的总腱环,沿眶上壁向前呈扇形展开,分别止于上睑板上缘、眼睑皮肤、眼轮匝肌和结膜上穹隆部,由动眼神经支配,司上睑提起的作用。Muller 肌分别起自提上睑肌下面和下直肌的筋膜,止于上、下睑板缘。Muller 肌受交感神经支配,收缩时使睑裂增大。④纤维层:由睑板和眶隔组成。睑板由致密结缔组织组成,类似软骨,为眼睑的支架组织。上睑板较下睑板宽而厚,呈半月形,两端通过内、外眦韧带固定于相应的眶骨膜上。睑板内有大量与睑缘垂直排列的睑板腺。眶隔为一弹性结缔组织膜,一面与眶缘骨膜相连,另一面与睑板附着。⑤睑结膜层:紧贴于睑板后面。

2.眼睑的血管 眼睑的血供来自两个系统,浅部来源于颈外动脉系统,包括面动脉、颞浅动脉和眶下动脉;深部来源于颈内动脉的眼动脉分支,包括泪腺动脉、额动脉、眶上动脉及鼻梁动脉。眼睑深部动脉组织有三个动脉弓,一般上睑有睑缘动脉弓和周围动脉弓,下睑只有睑缘动脉弓。从睑缘动脉弓发出分支分布于眼轮匝肌、睑板腺和睑结膜。静脉则汇入眼静脉、颞静脉及面静脉中。由于这些静脉皆无静脉瓣,因此眼睑的化脓性炎症可能蔓延至海绵窦而致严重后果。

3.眼睑的淋巴　眼睑外侧淋巴组引流至耳前淋巴结和腮腺淋巴结,眼睑内侧淋巴组引流至颌下淋巴结。

4.眼睑的感觉神经　来自第Ⅴ对脑神经的第Ⅰ、Ⅱ分支。

第二节　眼睑水肿与眼睑出血

一、眼睑水肿

【概述】

眼睑水肿为局部或全身疾病导致的眼睑皮下组织内液体的聚积,可分为炎症性和非炎症性水肿。前者源于眼睑或附近组织的炎症:如睑腺炎、睑脓肿、睑外伤、睑皮肤炎、重症结膜炎、泪囊炎、眼球及眶内组织炎症、颜面丹毒及耳、鼻的急性炎症等;后者缘于血流或淋巴回流受阻,常见于海绵窦血栓、眼眶部肿瘤或长期眼睑痉挛等,全身病如心、肾疾患与血管神经性水肿时,眼睑局部水肿与全身病症同时出现。

【症状】

眼睑皮肤紧张、光滑、睁眼困难。

【体征】

1.炎症性水肿　眼睑充血、红、肿、热、痛等不同程度的炎症,局部常有压痛,重症者全身畏寒、体温升高。

2.非炎症性水肿　眼睑肿胀,皮肤发白、发凉,皮肤光滑、紧绷,无痛感。

【治疗】

1.炎症性水肿　热敷,早期足量使用敏感抗生素治疗。

2.非炎症性水肿　针对病因治疗。

二、眼睑出血

【概述】

眼睑出血为眼睑血管破裂后出现的血液外溢,大多由外伤所致,如眼部的直接外伤,或由眶部、鼻部、鼻窦的外伤及颅底骨折等间接因素引起,也可由全身因素所致,如剧烈咳嗽、呕吐、胸部的机械性挤压、老年性动脉硬化、便秘均可发生眼睑出血。

【症状】

眼睑发红。

【体征】

眼睑出现大小不等的红、暗红、紫红或紫蓝色斑块。严重的出血可越过鼻梁到对侧眼睑,常伴有附近皮下出血或组织出血。

【治疗】

局部少量出血无须治疗,数日或数周可自行吸收。出血较多时,三日内冷敷,出血停止后热敷,以促进吸收。形成血肿时,置压迫绷带,结合病因治疗。由眶及颅底骨折引起的眼睑出血,应请相关科室会诊处理。

第三节　眼睑皮肤病

一、单纯疱疹病毒性睑皮炎

【概述】

单纯疱疹病毒性睑皮炎为单纯疱疹病毒感染所引起,源于流行性感冒、呼吸道感染、肺炎等热性传染病,易复发,也可并发单纯疱疹病毒性角膜炎。

【症状】

眼睑瘙痒与灼热感。

【体征】

多发生于下睑皮肤,表现为簇生的半透明小水疱,周围轻度红肿,疱疹同时可出现于嘴唇及鼻翼皮肤,数日或1周后干瘪结痂,不留瘢痕。如病变近睑缘部亦可波及角膜。

【辅助诊断】

实验室诊断:疱液涂片、间接免疫荧光抗体检查、血清抗体测定等有助于诊断。

【鉴别诊断】

带状疱疹病毒性睑皮炎。

【治疗】

皮损处涂 0.15％更昔洛韦凝胶；保持皮肤清洁，防止继发感染。

二、带状疱疹病毒性睑皮炎

【概述】

带状疱疹病毒性睑皮炎为三叉神经分布区的某一支或全部的病毒感染引起的眼睑皮肤疱疹，多见于年老、体弱及全身免疫状态低下者。

【症状】

本病初起时，可有发热、乏力和全身不适的前驱症状，三叉神经分布区有剧烈的神经疼痛，皮肤知觉异常。

【体征】

1.起病后数日病变区的皮肤潮红、肿胀，沿三叉神经的眼支或眶下神经的分支出现小水疱。水疱大小不一，或簇生、或融合，病初疱内含清亮的黄色液体，其后则浑浊，也可化脓，最终干燥形成棕色痂。脱痂后遗留瘢痕。

2.通常为单侧头、额及上睑皮肤发病，以颜面正中为分界线。

3.常可合并角膜炎、虹膜炎等。

4.疱疹消退后常可发生巩膜炎，眼肌麻痹，视神经萎缩等。

【鉴别诊断】

单纯疱疹病毒性睑皮炎。

【治疗】

1.局部治疗　局部涂 0.15％更昔洛韦凝胶，同时治疗眼部的并发症。

2.全身治疗　①止疼药或镇静剂；②增强身体抵抗力，如肌内注射维生素 B_1、维生素 B_{12} 或丙种球蛋白。

三、眼睑牛痘

【概述】

眼睑牛痘为预防接种中偶发的牛痘病毒感染，如医务人员不慎将痘苗浆溅入自己或小儿眼睑上，造成感染；或小儿以手搔抓接种部位，继又揉眼，将痘苗带至眼睑而发病。

【症状】

全身发热、不适,眼睑肿胀,不能睁眼。

【体征】

1.眼睑皮肤出现牛痘样脓疱,后形成较大的圆形溃疡。

2.耳前及颌下淋巴结肿大。

3.少数病例可引起牛痘性结膜炎或角膜炎。

【治疗】

治疗参照带状疱疹病毒性睑皮炎。

四、眼睑湿疹

【概述】

眼睑湿疹为全身或面部湿疹的一部分,也可单独于眼睑发病。是由于眼睑慢性炎症或致敏物质引起的急性或慢性皮肤炎症,常见于某些药物刺激(磺胺类药、阿托品、抗生素、碘剂或化妆品类的刺激等)、慢性泪囊炎、卡他性结膜炎的分泌物刺激和过敏性体质的小儿。

【症状】

急性者患处刺痒、烧灼感、畏光、流泪等刺激症状;慢性者临床症状较轻,可反复发作。

【体征】

急性者病初眼睑肿胀类似丹毒,继而出现疱疹,破溃后留有薄痂,逐渐脱痂痊愈。遇有继发感染则形成溃疡,并发结膜炎、角膜浸润等。慢性者呈鳞屑样外观,长期不愈,致眼睑皮肤粗糙肥厚,也可伴发结膜炎和角膜炎。

【治疗】

1.病因治疗,停止接触刺激源。

2.急性期可用生理盐水或3%硼酸水湿敷;继发感染者清洁、消炎;慢性或反复发作者,可行局部浅层放射治疗。

3.全身应用抗过敏药,也可静脉注射葡萄糖酸钙。

五、眼睑疖肿和脓肿

【概述】

眼睑疖肿和脓肿为葡萄球菌进入毛囊或皮脂腺所引起的一种疼痛性结节,周围的皮肤和皮下组织发炎；发病与体质或消化不良及局部性刺激（眼睑擦伤）等有关。

【症状】

眼睑红肿、疼痛、发热。

【体征】

1.毛囊口或皮脂腺口发炎、形成结节。

2.数日后结节顶部出现污秽的脓栓，几天后脓栓表面破溃，脓栓及脓液溢出，周围组织坏死脱落、溃疡形成、结疤。

3.可伴耳前淋巴结肿大。

4.有时可并发脓毒性动脉炎，沿静脉到海绵窦形成海绵窦血栓。

【治疗】

1.局部应用抗生素眼药，热敷或理疗；待结节顶部或睑脓肿出现脓栓与波动时，切开排脓，或引流，或清创消炎。

2.全身适当使用抗生素。

六、眼睑丹毒

【概述】

眼睑丹毒为β溶血性链球菌感染而致的眼睑皮肤和皮下组织的急性炎症。多为颜面或其他部位的丹毒蔓延而来，亦可原发于眼睑部。

【症状】

眼睑剧疼并压痛，全身不适，寒战。

【体征】

1.病变区充血，呈鲜红色肿胀，质硬，与健康皮肤界限分明，有时有小水疱。

2.严重者，眼睑皮肤色暗，深部组织坏死，即所谓的坏疽性丹毒，局部附以黑色硬痂，数周后可自行脱落。

3.可伴耳前淋巴结肿大。

4.眼睑丹毒可经静脉或淋巴道向眶内，甚或向脑内蔓延，形成脓性眶蜂窝组织炎、视神经炎、海绵窦血栓，甚至脑膜炎。

【辅助诊断】

实验室诊断：血常规、分泌物涂片及培养有助于诊断。

【鉴别诊断】

1.眼睑脓肿。

2.眼眶蜂窝织炎。

【治疗】

1.局部热敷、抗生素眼膏。

2.早期、足量敏感抗生素治疗,如青霉素或头孢类静脉点滴或口服。

3.全身支持疗法。

4.原发病灶的治疗。

七、眼睑炭疽

【概述】

眼睑炭疽为炭疽杆菌经损伤的皮肤或黏膜而引起的眼睑急性、无痛性炎症坏死。多发生在牧区或接触牲畜者。

【症状】

全身高热、乏力。

【体征】

1.眼睑高度红肿,皮下浸润坚硬,红肿的眼睑皮肤上出现大小不等的水疱。

2.疱内含血样液体,切开水疱可见到深层组织坏死。

3.耳前和颌下淋巴结肿大。

4.重症者可于数日内死亡。

【辅助诊断】

实验室诊断:局部病变组织或水疱涂片检查可见炭疽杆菌。

【治疗】

1.一经诊断,及早使用大量抗生素如青霉素等,抗生素应使用至全身症状消失且局部检查炭疽杆菌阴性后。

2.局部予过氧化氢溶液或 1:5000 高锰酸钾溶液清洗,涂抗生素眼膏。

3.全身支持疗法。

4.严禁切口、挤压,以防炎症扩散。

第四节　睑缘病

眼睑位于体表,睑缘部富含腺体和脂性分泌物,易发生细菌感染。与睑缘细菌相关的最常见疾病包括睑缘炎和睑板腺功能障碍(MGD)。睑缘炎和 MGD 的症状常有重叠,均和泪液功能障碍有不同程度的关系;常导致与之相邻的眼表组织炎症,如结膜炎、角膜炎;也可使原有的眼表疾病如过敏性角结膜炎和干眼症状加重。有研究显示,白内障术后发生的细菌性眼内炎,经基因鉴定,其病灶中的细菌大部分来源于患者的结膜囊和眼睑。

一、睑缘炎

【概述】

睑缘炎是指睑缘表面、睫毛毛囊及其腺体组织的亚急性或慢性炎症,临床上非常常见,根据解剖部位分为前睑缘炎、后睑缘炎和混合型睑缘炎,传统上临床将睑缘炎分为鳞屑性睑缘炎、溃疡性睑缘炎和眦部睑缘炎。

【症状】

睑缘痒、眼红、烧灼感、睫毛脱落,症状在晨起时较重。

【体征】

1.前睑缘炎　睑缘血管扩张、睫毛根部鳞屑、睫毛脱落、倒睫、睑缘切迹。

2.后睑缘炎　睑板腺开口异常(赘生物、后退、增生、阻塞)、睑板腺分泌物异常、血管扩张、角化、结节、增厚、结痂。

3.混合型睑缘炎　包括前后睑缘炎的体征。

4.后睑缘炎和混合型睑缘炎　易并发角结膜病变,称为睑缘炎相关角结膜病变(BKC),常误诊为疱疹病毒性角膜炎。

【辅助诊断】

实验室诊断:细菌培养加药敏。

【鉴别诊断】

1.急性细菌性结膜炎。

2.疱疹病毒性角膜炎。

【治疗】

本病疗程较长,轻度者应至少2个月,中重度者应持续3~6个月。

1.局部治疗

(1)前睑缘炎:热敷,用无泪婴儿洗发液或生理盐水清洗睫毛根部,每日2次;睑缘区涂抗生素眼膏,每日2~3次,人工泪液,每日3次。

(2)后睑缘炎或混合型睑缘炎:热敷、按摩、清洁睑缘,每日2次;睑缘区涂抗生素眼膏(同前睑缘炎);BKC明显时,先用点必殊眼膏1~2周,然后改氟米龙或氯替泼洛每日2~3次,渐减量;同时补充人工泪液。

2.全身治疗

(1)前睑缘炎:严重者:多西环素50~100mg,每日2次,1~2周。

(2)后睑缘炎或混合型睑缘炎:中重度者,口服多西环素50~100mg,每日2次,1~2周;或红霉素125mg,每日2次,1~2周;或阿奇霉素100mg,每日1次,1周。

(3)补充维生素B、C。

(4)调整饮食习惯,避免辛辣、油腻及甜食,戒烟酒。

二、睑板腺功能障碍

【概述】

睑板腺功能障碍(MGD)是指睑板腺的慢性、弥漫性异常,通常以睑板腺终末导管的堵塞、睑板腺分泌的物质或量的改变为特征。临床上会引起泪膜的异常、眼部刺激症状、炎症反应以及眼表疾病。患病率为3.5%~69.3%不等,亚洲人常见。可能相关的危险因素包括:①眼部因素:前部睑缘炎、佩戴角膜接触镜、毛囊蠕形螨以及干眼等;②全身因素:雄激素缺乏、Sjogren综合征、胆固醇水平、皮肤病、高血压等;③药物相关因素:抗雄激素、绝经后激素治疗、抗组胺、抗抑郁以及维甲酸;④环境因素。

【症状】

烧灼感、眼痒、异物感、搔抓感,可有视物模糊、视力波动。

【体征】

1.睑缘形态的变化　后睑缘钝圆、增厚、新生血管;睑缘形态不规则、扭曲,睑板腺开口凸出、脂栓形成或睑板腺开口消失;睑缘部呈湿疹样的外观,黏膜消失,过度角化。

2.睑板腺分泌物的改变　泡沫样分泌物、睑脂污浊或伴颗粒,或呈牙膏状。睑板腺排出困难。

3.睑板腺的缺失。

【辅助诊断】

睑板腺挤压试验观察睑板腺脂质的性状及排出难易度的改变,红外线睑板腺分析仪观察睑板腺的缺失情况。

【鉴别诊断】

后睑缘炎或混合型睑缘炎。

【治疗】

根据病情轻重采取相应治疗措施。

1.无症状的 MGD　①环境、饮食:改善环境湿度,优化工作环境,注意通过饮食增加 ω-3 脂肪酸摄入。②调整或控制全身药物:减轻药物的副作用;③物理保健:建议眼睑热敷、按压、清洁睑缘,夜间睡眠时使用眼罩。

2.轻度 MGD　在前述治疗基础上,再:①补充相应营养素:如脂肪酸(多烯康胶丸)、维生素(B_6、D)、亚油酸等;②物理治疗:眼睑热敷、睑板腺按摩,每日 2 次,每次 10 分钟;③人工泪液:建议用不含传统防腐剂的剂型或选用含脂质的剂型;④局部应用抗生素:如,妥布霉素或妥布霉素地塞米松眼膏(典必殊眼膏)或红霉素眼膏或夫西地酸或阿奇霉素眼水。

3.中度 MGD　在前述治疗基础上,再:①口服四环素类药物:如四环素 250mg,每日 4 次,或多西环素 100mg,每日 2 次;或红霉素 250mg,每日 4 次,或阿奇霉素 0.5g 每日 3 次,共 8 周;②建议睡前涂含脂质的眼膏。

4.重度 MGD　在前述治疗基础上,同时治疗干眼。

第五节　睑腺疾病

一、睑腺炎或麦粒肿

【概述】

睑腺位于眼睑组织深部,但开口于睑缘,细菌易通过睑腺的开口进入而引入炎症。临床分为外睑腺炎与内睑腺炎两种,前者为 Zeis 腺的急性化脓性炎症,后者为睑板腺的急性化脓性炎症,较外睑板腺炎少发。

【症状】

1.外睑腺炎 病初即感眼胀,以后出现眼睑红肿、疼痛、发硬等;有时发生畏寒、发热等全身症状,耳前淋巴结可肿大并有压痛。

2.内睑腺炎 由于睑板腺较 Zeis 腺大,故其炎症也较重,因病变能于结缔组织致密的睑板内,致症状不似外睑腺炎明显。

【体征】

1.外睑腺炎 病变的腺体部红肿明显,近睫毛根部可触及一硬结,压痛显著,此处数日后出现脓点,破溃后脓液排出即自行消退。多发或重症者眼睑肿胀更著,似眶蜂窝组织炎。

2.内睑腺炎 病初即眼睑红肿、疼痛,相对应部睑结膜充血明显,可透见黄色脓点,破溃后,脓液排出。如细菌毒素强烈,又未能破溃,炎症扩散,可广泛侵犯睑板,则可形成眼睑脓肿。

【治疗】

1.药物治疗

(1)早期应局部消炎、热敷,促使浸润吸收或化脓。

(2)炎症严重者,耳前淋巴结肿大,或有发热等全身体征,除局部治疗外,全身应用抗生素。

(3)调整消化系统,注意休息,增强抵抗力,亦为有效的辅助治疗。

2.手术治疗 当化脓后切开排脓,外睑腺炎的皮肤切口应与睑缘平行,以免损伤眼轮匝肌,且预后瘢痕不明显;内睑腺炎的切口应与睑缘垂直,避免过多的伤及睑板腺。

【患者教育】

保持睑缘部的清洁卫生。

二、睑板腺囊肿

【概述】

睑板腺囊肿亦称霰粒肿,为睑板腺排出受阻和分泌物潴留而形成的慢性炎症肉芽肿,可单发或多发,因无急性炎症,常于囊肿较大时始被注意。

【症状】

轻度眼胀,一般无眼痛。

【体征】

眼睑皮肤正常或稍被囊肿顶起。于睑板上可触及圆形质硬的囊状肿物,不与皮肤粘连。对应部位睑结膜充血,呈紫红色或灰蓝色斑,无压痛。较小的囊肿有时可自行吸收;有的囊肿自睑结膜面破溃,排出胶样内容物,肿块消失,于睑结膜面引起肉芽组织增生,呈蘑菇状,刺激结膜。少数情况下,可从睑皮肤面穿破。

【鉴别诊断】

1.睑板腺癌　①本症多发于年长者,不似囊肿可发于任何年龄;②外观虽似肉芽组织,但分叶,色多灰红;③病理组织学检查可确诊。

2.眼睑结核　①本症有干酪样坏死,而囊肿内容物则无:且为胶样物,久之可致液化;②病理组织学和临床仔细观察可鉴别。

【治疗】

1.较少的囊肿,局部消炎、热敷,特别在小儿患者,常可自行吸收。

2.囊肿不吸收或囊肿较大者行手术摘除。

第六节　眼睑位置异常

正常状态下,睑缘的后唇与眼球贴附良好。上、下睑睫毛分别向外上及外下方向呈弯形生长,从不伸及眼球。上、下睑启闭自如。睁眼时,上睑缘位于角膜的 10 至 2 时部;闭眼时,上、下睑缘接触,泪点位于泪湖处的眼球上。凡违此现象者谓之眼睑位置异常。

一、倒睫

【概述】

倒睫多为睑结膜的瘢痕收缩所致,通常沙眼、睑缘炎、睑腺炎、睑烧伤、睑外伤均可造成睑结膜瘢痕收缩形成本病。

【症状】

主觉疼痛、畏光、流泪、异物感,甚则眼睑痉挛。

【体征】

睫毛接触眼球,结膜充血,角膜混浊,有时可致角膜溃疡。

【治疗】

1.病因治疗。

2.倒睫较少或仅数根时,可以拔除或电解破坏倒睫的毛囊。

3.倒睫较多或同时眼睑内翻,应行手术矫正。

二、睑内翻

【概述】

睑内翻是指睑缘向眼球方向转位,睫毛倒向眼球,刺激角膜。通常根据病因分为瘢痕性睑内翻、痉挛性睑内翻和先天性睑内翻。

【症状】

同倒睫,但症状更重。

【体征】

1.瘢痕性睑内翻　可发于任何年龄的严重沙眼患者。睑结膜瘢痕可见或明显,睑板肥厚或变形,倒睫较多。

2.痉挛性睑内翻　多见于老年患者,下睑常见,睑结膜无瘢痕,痉挛时,下睑内翻甚至内卷,刺激眼球。

3.先天性下睑内翻　常发病于婴幼儿,以下睑鼻侧为主,且伴其他先天异常,如内眦赘皮、鼻根部发育不良(高)、体形肥胖等。

【治疗】

1.润滑剂

2.手术治疗

(1)瘢痕性睑内翻:轻症或睑板无肥厚、变形者,行睑板切开术;睑板肥厚变形者,行睑板部分切除术。

(2)痉挛性睑内翻:依据内翻的程度行部分轮匝肌或/及睑皮肤切除术。

(3)先天性睑内翻:轻症者,随少儿的生长发育,面部改变较大,可减轻或消失;内翻较重者,待面部发育后仍不能改善时,再行手术矫正内翻,以保护眼球。

三、睑外翻

【概述】

睑外翻是指眼睑向外翻转。轻症者睑缘后唇离开眼球,较重时睑结膜暴露,甚至眼睑不能闭合。临床可分为瘢痕性、麻痹性、老年性和痉挛性睑外翻。

【症状】

流泪、眼或眼睑刺激症状,部分患者无症状。

【体征】

睑缘后唇离开眼球,重者结膜暴露、充血、干燥,肥厚。睑裂闭合不全者,角膜暴露、干燥、角膜溃疡。

【治疗】

1.病因治疗

2.润滑剂

3.手术治疗

(1)瘢痕性者:①切除瘢痕;②手术矫正眼睑位置,或行睑成形术(植皮术)。

(2)老年性者:为了制止溢泪,宜向上拭泪,或于泪点后外方行结膜烧烙术,或下小泪点切开术。重症者行睑外翻矫正术。

(3)痉挛性者:因结膜或角膜暴露,涂以大量抗生素眼膏保护之,睑裂闭合不全时行睑缘缝合术。

四、睑裂闭合不全

【概述】

睑裂闭合不全也称兔眼,轻症者仅为睑裂闭合受限,重症者眼睑完全不能闭合,眼球暴露,角膜干燥、受损及感染,进而危及视力和眼球。其病因包括面神经麻痹、各种严重的眼睑外翻、眼睑的缩短、严重的眼球突出(如甲亢、眶内肿瘤、牛眼等),重症昏迷或全身麻醉时,亦可发生本症。

【症状】

流泪,眼刺激症状。

【体征】

眼睑不同程度的外翻。

1.轻症者用力闭眼时,眼睑尚能闭合。

2.较重者暴露部的结膜充血、干燥,睡眠时眼睑不能完全闭合,但由于闭眼时眼球上转(Bell现象),角膜被上睑遮盖而不致露出。

3.重症者眼睑不能闭合,角膜因暴露、干燥、混浊,发生暴露性角膜炎,进而形成溃疡。

【治疗】

1.病因治疗

2.药物治疗

(1)轻症者白天用润滑剂,晚上涂大量抗生素眼膏。

(2)戴湿房眼镜。

3.手术治疗

(1)瘢痕性或先天性眼睑缺损畸形者:彻底切除瘢痕并行眼睑成形术(植皮或眼睑再造术)。

(2)重症者行睑缘缝合术。

五、上睑下垂

【概述】

上睑下垂为提上睑肌或 Muller 肌的功能不全或丧失,以致上睑呈现部分或全部下垂的异常状态。可单侧或双侧发病。临床分为先天和后天两型。

【症状】

上睑下垂,瞳孔被遮挡时,影响视力。

【体征】

1.平视时　双眼或单眼上睑遮盖角膜上缘超过 2mm。

2.如双睑下垂　则患者仰头视物、眉毛高耸、额部横纹。

3.先天性者　可伴内眦赘皮、小睑裂或眼外肌麻痹。严重者可形成弱视。

4.重症肌无力患者　常有全身随意肌容易疲劳的现象。其上睑下垂的程度随疲劳而加重,休息后好转;连续瞬目立即加重;早晨轻,下午重。

【辅助诊断】

实验室诊断:可疑重症肌无力者用新斯的明 0.3～0.5mg 皮下或肌内注射,15～30 分钟后症状即明显改善或缓解者为阳性。

【治疗】

1.病因治疗

2.手术治疗

(1)先天性者,如肌力良好或肌力中等者,一般行提上睑肌缩短术,如肌力弱(0～3mm),可行额肌悬吊术。

(2)麻痹性者,待原发病稳定后,或者病因治疗无效的,再考虑手术。

(3)对伴有其他眼外肌麻痹或重症肌无力患者,应慎重考虑手术的适应证。

第七节　眼睑肿瘤

眼睑肿瘤分为良性和恶性两类,以良性肿瘤多见。

一、良性肿瘤

(一)黄色瘤

【概述】

黄色瘤又称黄瘤病睑黄瘤青中年女性较多见,多为上睑内侧,双侧对称。

【症状】

无自觉症状,生长缓慢。

【体征】

内眦部皮肤扁平的黄色隆起,质软,呈椭圆形。

【辅助诊断】

病理检查在黄瘤组织中常含有脂质组织细胞和巨噬细胞浸润。

【治疗】

1.可不予治疗。

2.肝素钠注射液(12500U/2ml)局部皮内注射据病变大小注射 0.1～0.5ml,每周一次,注射 5～10 次可缩小甚至消失。

3.冷冻治疗。

4.手术切除,但不能防止复发。

(二)色素痣

【概述】

色素痣简称痣,或黑痣。是由色素细胞构成的先天良性肿瘤。一般出生时即有,根据色素多少与形态不同,分为四种:斑痣、毛痣、乳头状痣和分裂痣。

【症状】

无自觉症状,进展缓慢。

【体征】

扁平或稍隆起,为棕黑色或深黑色肿块,可有毛发生长其上。

【辅助检查】

病理检查大量色素痣细胞。

【鉴别诊断】

恶性黑色素瘤:可有卫星状小结节,表面溃疡,出血,或形成菜花状肿块。可引起淋巴结和脏器(肝、肺等)转移。

【治疗】

1.静止的色素痣无须治疗。

2.较大的痣影响外观可以手术切除,应彻底切除。防止残留的痣细胞可能受手术刺激而恶变。

(三)血管瘤

【概述】

血管瘤是一种血管组织的先天发育异常,多为良性。常见于新生儿及婴幼儿。是胚胎发育过程中血管过度发育或分化异常导致的血管畸形(错构瘤)或血管内皮细胞异常增殖产生的真性肿瘤。可分为毛细血管型血管瘤、海绵型血管瘤。

【症状】

无自觉症状,进展缓慢。同时有脑膜血管瘤者可有癫痫发作。

【体征】

1.毛细血管型血管瘤　为鲜红色,边界清楚,质软,扁平或轻隆起,压之不褪色。

2.脑三叉神经血管瘤综合征　沿三叉神经支配区分布,伴有该侧眼睑火焰痣、结膜和巩膜或脉络膜毛细管瘤,同侧青光眼。

3.海绵型血管瘤

（1）部位较深，位于真皮下层，为结节状或分叶状紫蓝色肿块，质软，指压后肿块变小。

（2）低头、咳嗽或哭闹时肿瘤增大。

【辅助检查】

X 线检查：脑内血管瘤可见钙化斑。

【治疗】

1.小的观察。

2.大的可手术切除。

3.局部注射硬化剂。

4.冷冻治疗。

5.放射治疗。

6.同位素治疗。

7.激光治疗。

二、恶性肿瘤

（一）基底细胞癌（BCC）

【概述】

眼睑基底细胞癌常见于老年人，多发生于下睑内眦部皮肤与黏膜交界处。发展缓慢呈浸润性生长，恶性度低。很少血行或淋巴转移。发病率 18%。

【症状】

无明显自觉症状。

【体征】

开始为浅黄色或淡灰色蜡样半透明小结节，数周或数月后凹陷，表面糜烂，溃疡。溃疡基底浅、坚硬、粗糙不平，常有色素沉积。晚期溃疡扩展到深部，可破坏眼睑、眼球、眼眶及颜面的软组织或骨骼。

【辅助检查】

病理检查，免疫组化。

【治疗】

1.手术切除 早期手术完整切除病变，做病理检查。

2.放射疗法　对放疗敏感。

3.化学治疗　一般不主张全身化疗。

4.激光治疗　常用 CO_2 激光及 Nd:YAG。

(二)鳞状上皮癌

【概述】

鳞状细胞癌是皮肤表皮细胞的一种恶性肿瘤。发病率约为眼睑恶性肿瘤的8%。多见于50岁以上,男性多于女性,好发于眼睑皮肤结膜交界处皮肤棘细胞层。

【症状】

多数无自觉症状,偶有疼痛。

【体征】

早期为小结节状隆起,表面粗糙角化,以后形成溃疡,表面呈菜花状、底深、高低不平,质硬,基底有污秽坏死组织、有恶臭味,表面破溃出血常有继发感染。

【辅助检查】

1.病理检查　鳞状细胞癌可表现角化、角化珠形成和细胞间桥特征。

2.免疫组化　绝大多数的鳞状细胞癌可表现出高分子量角蛋白,细胞角蛋白5/6 和癌胚抗原(CEA)高表达。

【治疗】

1.放射治疗　欠敏感。

2.手术治疗　彻底切除并做病理检查。波及眼眶者应行眼眶内容物摘除术。

3.术前、后化疗。

(三)睑板腺癌

【概述】

睑板腺癌是一种起源于皮脂腺的恶性肿瘤。发病率很高,占眼睑恶性肿瘤的第二位。多发于老年女性,早期形态与睑板腺囊肿相似,生长缓慢。

【症状】

一般无明显自觉症状。

【体征】

在眼睑皮肤呈小结节状隆起,边界清楚,质地较硬,无疼痛,与皮肤不粘连,相应部位的睑结膜面充血、有黄白色斑点,可穿破睑结膜面,为黄白色分叶状结节,随后形成溃疡。晚期穿过皮肤,继发感染时可有反复出血。

【鉴别诊断】

睑板腺囊肿：为常见病，多发于青少年。发生于老年患者尤其原位复发者，应迅速送病理检查。

【治疗】

1.对放射治疗不敏感。

2.手术切除，切除要彻底。

3.病变广泛者，应行眶内容物摘除术和淋巴结切除。

（四）恶性黑色素瘤

【概述】

眼睑部恶性黑色素瘤的病因不清，约 50％ 在已有的黑痣基础上发生，主要是交界痣成分恶变而来；本病好发于 30～60 岁。

【症状】

无明显自觉症状。有时局部发痒、灼痛。

【体征】

1.初起时为黑色素结节，色素分布浓淡不一，结节外围可有卫星状小结节和弥散色素，病变区血管充盈。

2.表面不光滑，发生溃疡者可有渗液或出血，或形成菜花状肿块。

3.可引起淋巴结和脏器（肝、肺等）转移。

【鉴别诊断】

黑色素痣：为良性肿物，表面光滑，有时长有毛发，色素浓而均匀，病灶周围没有卫星灶，质地软，不发生溃疡。

【治疗】

1.放射治疗不敏感。

2.彻底手术切除并做病理检查，术后加用化疗。

3.病变波及眼睑结膜或球结膜者应行眶内容摘除术。

第七章　泪器疾病

第一节　解剖生理

泪器分泪腺和泪道两大部分。泪腺包括眶部和睑部泪腺及副泪腺。泪腺分泌的泪液中含有溶菌酶,并形成泪膜。泪膜分三层:①浅层为类脂层,阻止泪液蒸发;③中层为水样层;③深层为黏液层。泪膜扩散覆盖于眼球表面以润湿和保护眼球。泪道由泪点、泪小管、泪总管、泪囊及鼻泪管组成,其功能主要是引流泪液入鼻腔。从生理角度,结膜囊和睑缘都和泪液的循环有关,从解剖上说,则泪道主要指从泪小点起经过泪囊,鼻泪管至鼻腔为止。泪液不仅润湿结膜囊,还形成角膜前液体膜的第二层以保护角膜。

一、泪腺病(含结构组成和解剖和生理)

(一)急性泪腺炎

【概述】

急性泪腺炎不常见。可以一侧或双侧发病。侵犯睑部泪腺者较侵犯眶部者为多,有时两者同时受累。原发性者感染可由结膜囊经泪腺管侵入,有的发病前有上呼吸道感染症状。继发性者可由外伤,面部感染,病灶转移如中耳炎,或全身疾病等引起。临床上眶部泪腺炎重于睑部者。

【症状】

典型症状是眶上缘外 1/3 处发红、肿胀和疼痛,部分伴复视。

【体征】

睑缘呈横 S 形下垂,水肿可扩散至颞侧颊部,耳前淋巴结肿大,有压痛。分开眼睑见颞上结膜充血水肿,红色泪腺组织突起,触诊有包块从外侧眶骨缘下突出。

【辅助检查】

1.实验室检查血常规、红细胞沉降率

2.影像诊断眼眶 CT

【鉴别诊断】

需与睑腺炎相鉴别。

【治疗】

针对不同病因进行治疗,合理使用抗菌药物。局部热敷,结膜囊滴抗生素液。若已化脓,宜早期切开引流,眶部者从上睑外侧皮肤切口,睑部者则从上穹隆外侧结膜切口。

(二)慢性泪腺炎

【概述】

慢性泪腺炎病程进展缓慢,多为双侧发病,病因有多种,有时为急性泪腺炎的后遗症:结膜慢性炎症如沙眼可以引起;更多的是由全身疾病所致,如结核、梅毒等。

【症状】

上睑外上方肿胀,上睑下垂,不痛,触时有压痛。严重时眼球向下内移位,产生复视。

【体征】

在眶上缘外侧下方可触到分叶状包块,质硬可活动。

【辅助诊断】

1.实验室诊断血常规、红细胞沉降率、C 反应蛋白、类风湿因子、补体成分、抗核抗体、抗中性粒细胞胞浆抗体(ANCA)等。

2.影像诊断眶部 CT。

【鉴别诊断】

需与泪腺肿瘤相鉴别。必要时进行活检。

【治疗】

需针对病因的治疗。

(三)特发性泪腺萎缩

【概述】

泪液分泌减少伴发口咽干燥为其特征,又称干眼综合征,多发生在 40～60 岁的女性绝经期以后。病因尚不完全清楚,目前多认为本病属于泪腺与涎腺的自身免疫性疾病。常伴发一些结缔组织病,如结节性动脉炎,特别是类风湿关节炎。

【症状】

双眼发病,自觉痒,畏光,异物感,干燥以至烧灼感。常有稠厚的黏液胶样分泌物。口腔干燥,干燥症还表现在鼻、咽、喉甚至皮肤。

【体征】

泪液减少,睑缘泪液条(泪河)宽度小于 0.5mm(正常为 1mm)。Schirmer 试验Ⅰ和Ⅱ均低于 10mm。滴 1%虎红溶液,角膜和结膜变性细胞染成鲜红色。泪膜不完整,泪膜破裂时间(BUT)少于 10 秒。泪液溶菌酶减少,泪液渗透压增加。

【辅助诊断】

1.实验室诊断　血常规、红细胞沉降率、C 反应蛋白、类风湿因子、补体成分、抗核抗体、抗中性粒细胞胞浆抗体(ANCA)、抗 SSA 抗体、抗 SSB 抗体。

2.影像诊断　腮腺导管造影、四肢 X 线片、骶髂关节 X 线片或 CT。

【鉴别诊断】

需与一般的干眼症相鉴别,请口腔科会诊、免疫科会诊有助于诊断及治疗。

【治疗】

本病局部治疗以眼用润滑剂(人工泪液)为主。上皮剥脱严重时加用抗生素眼用制剂预防感染,或戴软性角膜接触镜配以人工泪液。使用激素或免疫抑制剂控制合并的全身病变不容忽视,特别对合并类风湿关节炎者。重者可以手术封闭泪小点。

(四)Mikulicz 综合征

【概述】

Mikulicz 综合征是一种少见的疾病,又称唾液腺肥大征,由波兰医师 Mikulicz 在 1888 年首先报道,病因至今不清。双侧对称性泪腺和腮腺慢性炎症性肿大,发展缓慢,以 30 岁以上者为多。很多病例伴有全身病,如网状细胞增多症、肉样瘤病、结核、梅毒、流行性腮腺炎、葡萄膜腮腺热、甲状腺病和 Waldenstrom 巨球蛋白血症等。

【症状】

双眼上睑外上方肿胀,上睑下垂,不痛。眼干、口感、鼻干。

【体征】

肿大的泪腺软而有弹性,无压痛,在眶缘下和皮下可以移动。

【辅助诊断】

1.实验室诊断　血常规、红细胞沉降率、C 反应蛋白、类风湿因子、补体成分、抗核抗体、抗中性粒细胞胞浆抗体(ANCA)、抗 SSA 抗体、抗 SSB 抗体

2.影像诊断　眶部 CT 或 MR。

【鉴别诊断】

需与干燥综合征、其他慢性泪腺炎及泪腺肿瘤相鉴别。

【治疗】

治疗主要针对伴发病症,可联合使用激素和抗生素,也可试用放射治疗或手术部分切除。

二、泪腺肿瘤

泪腺肿瘤少见,但在泪腺疾病中比例较高,睑部腺瘤较眶部者更少见。泪腺肿瘤的种类很多,如泪腺混合瘤、腺癌、纤维瘤、肉瘤、血管瘤、浆细胞瘤等,以泪腺混合瘤和腺癌较常见。

(一)泪腺混合瘤

【概述】

泪腺混合瘤约占泪腺肿瘤的 50%,有良性和恶性两种,良性者约占 80%。常发生在 35～50 岁之间,单侧发病。肿瘤为圆形,分叶状,各叶结构常不一致。包膜厚薄不一。瘤组织为多形性,故存混合瘤之名。来源于泪腺上皮组织,其内层细胞转化,排列成岛状、腺管状或囊状;外层细胞转化成类似结缔组织的不同成分:黏液组织,透明组织,纤维组织,甚至软骨组织或骨组织。

【症状】

早期常无自觉症状,进展缓慢。起自睑部者,上睑外侧皮肤隆起。起自眶部者,可引起复视。少数出现视力减退。恶性者常伴有疼痛感。

【体征】

起自睑部者,肿块位于睑皮下,无眼球突出。起自眶部者,在眶上外缘下可以触到包块,眼球突出并向内下方移位,眼球运动障碍,引起复视。

【辅助诊断】

影像诊断:眼眶 CT、MRI。

【鉴别诊断】

需与泪腺炎及其他泪腺肿瘤鉴别。

【治疗】

常需手术切除。根据肿瘤侵犯的范围和大小,选择手术的进路:从上穹隆结膜、睑外上皮肤或眶外侧壁切开。务必不要破损包膜而完整切除。包膜薄者,难于切除干净,容易复发,恶性者常浸润周围组织,破坏眶骨壁,或蔓延至颅内,需作眶内容摘除术,并辅以放射治疗。

(二)泪腺癌

【概述】

泪腺癌或称泪腺圆柱癌,发生率仅次于泪腺混合瘤,中年人多,女多于男。此瘤来源于泪腺导管上皮,癌细胞密集成群,核染色深,胞质少,有些病例上皮细胞排列成条索状,故有圆柱瘤之名。瘤组织常沿神经和血管浸润周围组织,破坏骨壁。

【症状】

进展快。起自睑部者,上睑外侧皮肤隆起。起自眶部者,可引起复视。少数出现视力减退。常伴有疼痛感。

【体征】

起自睑部者,肿块位于睑皮下,无眼球突出。起自眶部者,在眶上外缘下可以触到包块,眼球突出并向内下方移位,眼球运动障碍,引起复视。

【辅助诊断】

影像诊断:眼眶 CT、MRI。

【鉴别诊断】

需与泪腺炎及其他泪腺肿瘤鉴别。病程较快,多有疼痛,压痛和粘连,这是与泪腺混合瘤的区别。

【治疗】

唯一的治疗是早期行眶内容物摘除术,彻底切除后,再行放射治疗。

三、泪腺先天性异常

泪腺先天性异常有多种,如先天性无泪腺、先天性无泪液、先天性泪液分泌过多;食物时或味觉刺激时引起一侧或双侧大量流泪,即所谓"鳄鱼泪"。先天性泪腺异位,泪腺脱垂至上睑内或伴有睑皮松垂症,先天性泪腺囊肿、先天性泪腺瘘等,但均极为少见。

第二节　泪道病

泪道病是最常见的眼病,泪溢是患者感到极为痛苦的症状。泪道任何部位的阻塞或狭窄,都会引起泪液经睑缘溢出,称为泪溢。泪溢应与泪腺分泌过多所致的流泪相区别。Schirmcrl 试验可以确定泪液分泌量是否正常。泪小管、泪总管、泪囊和鼻泪管是否通畅,其检查可采用滴有色液如荧光素液于结膜囊内,观察其是否进入鼻腔或咽部;冲洗和探通泪道,泪道 X 线或造影等方法。

一、下泪点外翻

【概述】

下泪点外翻常见,原因很多,如先天性异常、眼睑痉挛、瘢痕性睑外翻、老年性睑皮弛缓或面神经麻痹。由于泪点离开眼球和泪湖,泪液不能进入泪小管而外溢。

【症状】

溢泪。

【体征】

眼睑外翻。

【辅助诊断】

冲洗泪道。

【鉴别诊断】

注意与泪道阻塞鉴别。

【治疗】

治疗首先针对其原因,病因去除后眼睑仍外翻者需手术矫正眼睑及泪点的位置。

二、泪道阻塞

【概述】

泪道阻塞多发生在泪点、泪小管、泪囊与鼻泪管交界处以及鼻泪管下口,治疗方法很多,但确有的效果尚不理想,是今后要进一步研究的课题。泪点阻塞可以是先天性的,或由于创伤、烧伤或炎症后瘢痕形成。泪小管阻塞很常见,特别是内侧段泪小管,泪总管或其进入泪囊处。原因有先天性畸形,泪小管及其周围组织炎症后瘢痕,创伤,包括不适当的探通等。鼻泪管阻塞常发生泪囊与鼻泪管连接部位。主要原因有先天性畸形,多位于鼻泪管下口;泪囊炎,瘢痕形成;以及创伤、肿瘤等。

【症状】

溢泪或迎风流泪。

【体征】

泪小点狭小或闭塞,而泪小管或泪总管、鼻泪管阻塞者可能外观无明显异常。泪河高度常常增加,少数患者眼睑皮肤可能有湿疹样改变。

【辅助诊断】

影像诊断,泪道造影或 CT 或 MRI。

【鉴别诊断】

不同阻塞部位应相互鉴别。

【治疗】

药物治疗往往无效。手术治疗的方式根据阻塞的部位有多种形式。轻度泪小点狭窄可用泪点扩大器反复扩大,如不能维持畅通,可将其连同泪小管垂直部后壁切开,或切除一小三角片。如泪点完全闭塞,有时在该处有一白色小突起,可从此处用针刺入泪小管,再行切开。如表面无泪点痕迹可见,可从泪囊用探子逆行探查,再行切开。

泪总管阻塞治疗上较困难。一般用探通法,并逐步加大探子以扩张之,但难于维持长期通畅。阻塞短,又接近泪点者,可以作泪小管切开术。如近泪囊段或泪总管阻塞,外端尚有 8mm 以上正常泪小管,可以切除阻塞部分,将泪小管与泪囊作端侧吻合。如阻塞段很长,可以切除之,用结膜作成上皮向内的小管或移植一段静脉,行泪小管重建术。如上、下泪小管大部分阻塞,泪囊以下泪道正常,还可以行泪囊移植术,即将泪湖结膜切开与游离的泪囊底吻合;或用一个颊黏膜管作桥,吻合泪湖结膜与泪囊侧壁。近年有多种置线或置管的方法,即强行探通阻塞部位,留置聚乙烯小管 3~6 个月,使阻塞部形成管道,然后拔出小管,可有一定疗效。留置材料还有硅胶管、尼龙线、丝线、马尾等。

鼻泪管阻塞治疗可用探通法。反复探通并逐步增大探子以扩广大鼻内管是常用的方法,对轻度的、膜性或纤维蛋白性粘连有效,已有固定瘢痕组织者,难以维持通畅。探通后可留置丝线、肠效、马尾、聚乙烯或硅胶管等,保留 3~6 个月使形成管道,仍难维持远期疗效。还有多种切开或切除阻塞的方法,采用特制的刀或环钻,电解或电凝,从上路或逆行切开阻塞,效果亦不够满意。鼻泪管义管疗法有多种,探通扩大鼻泪管,置入一内径 1.5～3mm 义管,其材料可以是金、银、铂合金、丙烯酸脂、硅胶等,有时奏效,但并发症较多。目前较理想的方法是泪囊鼻腔造口术。若鼻泪管阻塞合并泪小管阻塞,可行结膜泪囊鼻腔造口术。全泪道阻塞可行结膜鼻腔造口术,或从泪湖通过鼻泪管置管,也有作结膜上颌窦造口者。

三、泪道炎症

（一）泪小管炎

【概述】

泪小管炎多由放线菌感染所致,常合并泪小管凝结物(泪石),表现为反复的慢性卡他性结膜炎,常常被误诊误治。

【症状】

主要表现为泪溢、眼红及多脓性分泌物

【体征】

泪点处充血,可隆起;泪小点狭小或扩张,有时可见黄白色成型分泌物于泪小管开口。冲洗泪道可能通畅,有时可见米渣样碎屑自泪道返出。

【辅助诊断】

1.实验室诊断　分泌物或凝结物微生物培养

2.影像诊断　泪道造影,泪小管处常常扩张。

【鉴别诊断】

与其他原因导致的慢性结膜炎及慢性泪囊炎相鉴别。

【治疗】

药物治疗效果欠佳,易复发。泪小管切开是目前最有效的治疗手段。泪道内镜可能为治疗提供了新的手段。

（二）慢性泪囊炎

【概述】

慢性泪囊炎为常见眼病,多见于成年和老人,女多于男,主要由鼻泪管狭窄或阻塞引起。开始时可由于鼻腔疾病致鼻黏膜水肿,影响到鼻泪管黏膜水肿而阻塞。泪囊内容物滞留,细菌繁殖引起炎症,黏膜更加充血水肿,形成一个恶性循环。此外,沙眼、外伤、结核和梅毒也可以引起。培养常有肺炎双球菌或葡萄球菌生长,是角膜外伤后引起严重的匐行性角膜溃疡和内眼手术后球内感染的重要原因。

【症状】

临床表现主要是溢泪,严重时出现眼红、眼部多脓性分泌物。

【体征】

一般外观正常,无红、肿或触痛,但压迫泪囊有黏液脓性分泌物溢出。可伴有结膜充血及眼睑皮肤湿疹样改变。部分患者出现泪囊区隆起,可触及囊性包块。

【辅助诊断】

1.实验室诊断分泌物培养

2.影像诊断泪囊造影(X线片或CT)

【鉴别诊断】

注意与泪小管炎相鉴别。

【治疗】

治疗的目的,一是除去感染病灶;二是重建泪液引流的通道,如前述鼻泪管阻塞的治疗。滴抗生素液可以减少脓性分泌物,不能解除阻塞和滞留,只是作为手术前的准备。用盐水冲洗干净泪囊内脓液后,注入0.3～0.5ml抗生素液,清除感染效果较好,但并不能根治。探扩鼻泪管,对于轻的膜性或纤维蛋白阻塞,可望治愈,但探通2～3次无效者,应行泪囊鼻腔造口术。泪囊摘除术可以除去病灶,但却断了泪液引流通道,仍有溢泪症状,现多用于不能作鼻内引流手术者,如结核、肿瘤等。

(三)急性泪囊炎

【概述】

由于毒力强的细菌如链球菌或肺炎双球菌感染所致,多为慢性泪囊炎急性发作。也可以无溢泪史而突然发作。

【症状】

泪囊区红、肿、热和疼痛。疼痛放射至额部及牙齿,局部压痛。肿胀蔓延至鼻根部,并沿下睑到本侧颊部。可有耳前淋巴结肿大,严重者肿痛加剧,皮肤似丹毒,全身不适,体温升高。

【体征】

早期泪囊区红、肿,数日后脓肿形成,有波动,皮肤可破溃。

【辅助诊断】

实验室诊断,血常规。

【鉴别诊断】

需与局部的粉瘤感染相鉴别。

【治疗】

治疗早期局部热敷,全身用抗生素。如肿胀局限有波动,证明已化脓,可切开引流。待急性炎症完全消退后,及早作泪囊摘除术或泪囊鼻腔造口术。在急性期期间进行手术治疗存在一定争议,有报道采用内镜手术取得了不错的临床疗效。

(四)新生儿泪囊炎

【概述】

又称先天性泪囊炎,较常见,多为慢性,是鼻泪管下端有先天性膜性阻塞所致。一般从生后 6 周开始,常误诊为结膜炎。

【症状】

先是溢泪,逐步变为脓性分泌物。

【体征】

压迫泪囊区有脓性分泌物回流。

【辅助诊断】

少数需要行泪道 crr 或 MRI。

【鉴别诊断】

需与感染性结膜炎鉴别。

【治疗】

清洁局部,合并结膜充血时,滴抗生素液控制感染。每日多次向下按摩泪囊区,促使自身管道化,多数病例有效。加压冲洗效果亦佳。如还不能治愈,可施行探通术。因其多为膜性阻塞,探通效果良好。方法是感染控制后,用细探子从上泪点进入,动作要轻柔,穿破鼻泪管下端的膜性阻塞,进下鼻道。为了判断探子是否进入鼻腔,可用另一探子进入鼻前孔触摸。如果再失败,可滴抗生素液控制感染,待患儿年龄稍大,再作鼻腔引流手术。

四、泪道先天性异常

包括先天性无泪道或泪道扩张,极为罕见。

1.先天性泪点闭锁　不少见,泪小管正常,泪点开口甚小或被上皮完全覆盖,表现为一小凹陷或突起。泪点开口小者,可用泪点扩大器反复扩大;无开口者,可在睑缘后面相当于泪小管部位切开;无泪小管者,可作结膜泪囊造口术。

2,额外泪点和泪小管　有时一个眼睑有两个或更多的泪点,有的各有一泪小管通入泪囊。部分病例有家族性。

3.先天性泪囊瘘　较常见,可为单侧或双侧,开口于鼻外侧,在内眦韧带下方,与泪囊相通,常流出清液。可用热烙或硝酸银烧灼封闭瘘管,或行手术切除。

第八章　结膜疾病

第一节　感染性结膜炎

一、细菌性结膜炎

（一）急性细菌性结膜炎

【概述】

本病为门诊以眼红为主诉的最常见原因之一,最常见的细菌为表皮葡萄球菌、金黄色葡萄球菌,其次为溶血性链球菌、肺炎链球菌、流感嗜血杆菌等,可自愈。

【症状】

眼红、异物感、分泌物。

【体征】

黄白色脓性分泌物、结膜乳头及水肿,通常不侵犯角膜。

【辅助诊断】

实验室诊断:结膜涂片做革兰染色,结膜囊细菌培养及药物敏感试验可帮助诊断及指导治疗。

【鉴别诊断】

急性病毒性结膜炎:分泌物为水样,结膜滤泡,多有耳前淋巴结肿大。

【治疗】

1.症状　重者,可冷敷,分泌物多者,用生理盐水或 3% 硼酸水冲洗结膜囊。

2.局部抗生素滴眼液的应用　可选用 0.3%~0.5% 左氧氟沙星、0.3% 加替沙星、0.3% 妥布霉素、0.25% 氯霉素等每日 4 次,晚上涂氧氟沙星、妥布霉素、红霉素或四环素等眼膏。

3.严禁包扎患眼。

(二)急性超急性细菌性结膜炎

【概述】

本病起病急,通常在接触后 12～24 小时发病,成人为性传播感染,多为淋病奈瑟球菌感染,本病传染性极强,对组织破坏性大。

【症状】

同急性细菌性结膜炎,但分泌物更多,如角膜受累,可有视力下降。

【体征】

大量脓性分泌物,眼睑水肿,球结膜充血,局部淋巴结肿大,有时可见膜样物,可侵犯角膜,有角膜穿孔的危险。

【辅助诊断】

实验室诊断:结膜涂片做革兰染色,结膜囊细菌培养及药物敏感实验可帮助诊断及指导治疗。

【治疗】

如涂片为革兰阴性球菌或高度怀疑淋病奈瑟球菌感染,应立即进行治疗。

1.局部治疗　大量生理盐水或 1∶10000 高锰酸钾溶液彻底冲洗结膜囊,每日 4 次,直至分泌物消退。眼局部滴用 5000～10000U/ml 青霉素眼药水,合并红霉素等抗菌眼药膏。

2.全身治疗　小于 18 岁儿童,头孢曲松 125mg 肌注,单次剂量;成人头孢曲松 1g 肌注,单次剂量,连续 5 天,有青霉素过敏者可用壮观霉素(淋必治)或喹诺酮类药物。如怀疑合并衣原体感染,可用阿奇霉素 1g 口服,单剂量一次应用或多西环素 100mg,每日 2 次,7 天。性传染者,应对其性伙伴进行相应治疗。

(三)慢性细菌性结膜炎

【概述】

多为毒力弱的细菌感染,或由急性结膜炎演变而来。由于局部长期使用抗菌药,致病菌检出率较低,且有耐药菌和药物毒性眼表病变出现,常伴有睑缘炎、慢性泪囊炎、泪小管炎等,金黄色葡萄球菌和莫拉杆菌是最常见的病原体。此外,环境因素,个人生活因素如空气污染、过度饮酒、吸烟、睡眠不足、屈光不正等都可引起慢性结膜炎症。

【症状】

异物感、烧灼感、视疲劳、眼痒等

【体征】

1.睑结膜轻度充血,表面肥厚粗糙,乳头增生,分泌物少,为黏液性。

2.莫拉杆菌所致的结膜炎可引起眦部睑结膜炎,伴外眦角皮肤结痂、溃疡形成及睑结膜乳头和滤泡增生。

3.金黄色葡萄球菌感染引起全睑结膜炎合并溃疡性睑缘炎或角膜周边点状浸润。

【鉴别诊断】

1.干眼。

2.过敏性结膜炎。

【治疗】

1.改善环境和生活习惯。

2.局部抗菌药滴眼。

3.润滑剂的应用。

二、病毒性结膜炎

(一)流行性角结膜炎

【概述】

为接触性传染病,传染性强,由腺病毒 8、19、29 和 37 型腺病毒(人腺病毒 D 亚组)引起。潜伏期为 5～7 天。

【症状】

眼红、疼痛、畏光伴水样分泌物。

【体征】

1.三大体征耳前淋巴结肿大,结膜大量滤泡(下睑结膜最为显著),起病 2 周左右角膜上皮下浸润。

2.其他体征结膜中重度充血,眼睑水肿,假膜形成,可伴点状结膜下出血,儿童患者常伴全身症状。

【辅助诊断】

实验室诊断:病毒培养、PCR、血清学检查可协助病原学诊断。

【鉴别诊断】

1.急性细菌性结膜炎。

2.流行性出血性结膜炎。

【治疗】

无特效治疗,但人工泪液、冷敷可缓解症状。急性期可用抗病毒药 0.1% ACV、0.15%GCV 等,每天 4～6 次;合并细菌感染,加抗菌药滴眼。重症者可加用局部低浓度糖皮质激素滴眼,如氟米龙或氯替泼诺,每日 3 次,逐渐减量,并密切观察其副作用。

(二)流行性出血性结膜炎

【概述】

本病是一种暴发流行的自限性眼部传染病,病原为肠道病毒 70、柯萨奇病毒 A24 变种。

【症状】

眼痛、畏光、异物感、流泪。

【体征】

眼睑水肿、水样分泌物、结膜滤泡形成、结膜下片状出血,耳前淋巴结肿大,多伴浅层点状角膜上皮炎,较少出现角膜上皮下浸润混浊。重者可有假膜形成、前葡萄膜炎、发热、肌肉痛等,个别病例出现下肢运动障碍。

【辅助诊断】

实验室诊断:结膜囊分泌物病毒分离鉴定。

【鉴别诊断】

1.流行性角结膜炎。

2.急性细菌性结膜炎。

【治疗】

同流行性角结膜炎。

(三)咽结膜热

【概述】

本病由腺病毒 3、4 和 7 型引起,经呼吸道分泌物传染,以儿童和青少年多见,常于夏、冬季节在幼儿园、学校中流行,有自限性。

【症状】

流泪、眼红、咽痛,眼部症状发生前可有乏力、发热等上呼吸道感染症状。

【体征】

单眼或双眼的急性滤泡性结膜炎,耳前淋巴结肿大;角膜炎轻,上皮下浸润发生少、多为一过性。

【辅助诊断】

实验室诊断:结膜囊分泌物病毒分离鉴定

【鉴别诊断】

1.流行性角结膜炎。

2.急性细菌性结膜炎。

【治疗】

同流行性角结膜炎。

三、衣原体性结膜炎

(一)包涵体性结膜炎

【概述】

本病在热带常见,西方工业化国家性生活频繁的成年人发病率为 1.7%～24%。由 D～K 型沙眼衣原体引起,通过性接触或产道传播,也可通过被患者分泌物污染的手或衣物等传播到结膜,被衣原体污染的游泳池水可间接传播该病。

【症状】

中度眼红,轻度黏性分泌物。

【体征】

上下睑结膜及穹隆滤泡,以下睑更明显,结膜乳头增生,耳前淋巴结肿大,伴点状角膜上皮病变。

【辅助诊断】

实验室诊断:结膜涂片或培养有助于诊断。

【鉴别诊断】

病毒性结膜炎。

【治疗】

成人全身治疗可口服阿奇霉素 1g,单次剂量或多西环素 100mg,每天 2 次,共7 天。局部滴 0.1% 利福平滴眼液,晚上涂红霉素或四环素眼膏 4～6 周。

（二）沙眼

【概述】

沙眼是发展中国家主要的致盲性眼病之一，全世界有 3 亿～6 亿人感染，由沙眼衣原体 A～C 型引起。沙眼为双眼发病，通过直接接触或污染物间接传播，节肢昆虫也是传播媒介。易感危险因素包括不良的卫生条件、营养不良、酷热或沙尘气候。热带、亚热带区或干旱季节容易传播。

【症状】

急性期症状为畏光、流泪、异物感，较多黏液或黏液脓性分泌物。慢性期症状为眼痒、异物感、干燥和烧灼感。

【体征】

1.急性期　表现为眼睑红肿，结膜充血，乳头增生，上下穹隆部结膜入量滤泡，有耳前淋巴结肿大。

2.慢性期　结膜轻度充血，乳头及滤泡增生以上睑结膜及上穹隆显著，上睑睑板下沟处的 Arlt 线，角膜缘 Herbet 小凹，角膜血管翳。

3.并发症　包括倒睫、睑内翻、慢性泪囊炎、角膜溃疡、睑球粘连、上睑下垂和干眼。

【沙眼分期】

1.1979 年中华医学会眼科学会将沙眼分为三期　Ⅰ期（进行活动期）上睑结膜乳头与滤泡并存，上穹隆结膜模糊不清，有角膜血管翳；Ⅱ期（退行期）上睑结膜自瘢痕开始出现至大部分变为瘢痕，仅留少许活动病变；Ⅲ期（完全瘢痕期）上睑结膜活动性病变完全消失，代之以瘢痕，无传染性。

2.MacCallan 分期　Ⅰ期（浸润初期）。上睑结膜出现未成熟滤泡，穹隆部结膜血管模糊，睑结膜表面粗糙，短小角膜血管翳；Ⅱ期：沙眼活动期；Ⅱa 期：滤泡增生，角膜混浊、上皮下浸润和明显的上方浅层角膜血管翳；Ⅱb 期：乳头增生，滤泡模糊，可以见到滤泡坏死、上方表浅角膜血管翳和上皮下浸润，瘢痕不明显；Ⅲ期：瘢痕形成，同我国Ⅱ期；Ⅳ期：非活动性沙眼，同我国Ⅲ期。

3.世界卫生组织（WHO）沙眼诊断标准　至少符合下述标准中的 2 条：

(1)上睑结膜 5 个以上滤泡。

(2)典型的睑结膜瘢痕。

(3)角膜缘滤泡或 Herbet 小凹。

(4)上角膜缘血管翳。

【辅助诊断】

酶联免疫测定、聚合酶链反应检测。

【鉴别诊断】

1.包涵体性结膜炎。

2.滤泡性结膜炎。

3.慢性结膜炎。

【治疗】

1.药物治疗　常用滴眼液有 0.1％利福平、0.25％氯霉素、0.3％～0.5％左氧氟沙星等点眼,每日 4 次,晚上涂 0.5％红霉素或四环素眼膏,疗程 2～3 个月。急性期或严重的沙眼应全身应用抗菌药治疗,一般疗程为 3～4 周。可口服强力霉素 100mg,2 次/天;或红霉素 1g/d 分四次口服;也可单剂量口服阿奇霉素 20mg/kg。

2.手术治疗　主要治疗相关并发症。

四、新生儿性结膜炎

【概述】

新生儿性结膜炎的发病率约为 10％,常见病原体为衣原体、淋病奈瑟菌,细菌和疱疹病毒性结膜炎较少见。

(一)新生儿淋球菌性结膜炎

【概述】

本病起病急,多见于新生儿,经产道感染,一般在出生后第 1～7 天发病,如果局部用了抗菌药可延迟发病。

【症状】

轻者仅表现为结膜刺激,重者迅速进展为重症化脓性结膜炎,严重者可威胁患儿生命。

【体征】

睑球结膜充血水肿,大量脓性分泌物,角膜发暗无光泽,周边部浸润,中央部溃疡。

【辅助诊断】

实验室诊断:同成人淋球菌性结膜炎。

【治疗】

1.局部治疗　同成人淋球菌性结膜炎。

2.全身治疗　新生儿头孢曲松 25～50mg/kg 静脉注射或肌注,单次剂量,不超过 125mg。

(二)新生儿包涵体性结膜炎

【概述】

本病潜伏期 5～10 天,发病率约为新生儿性眼炎的 1/5,为良性、自限性眼病。

【症状】

双眼发病,急性或亚急性表现。

【体征】

眼睑肿胀,黏液脓性分泌物,睑球结膜充血、水肿、浸润增厚,乳头增生有假膜,无滤泡。重症者可与淋球菌性结膜炎相似。角膜可有轻度上皮炎或近周边部的上皮下浸润,无角膜溃疡。耳前淋巴结肿大,可伴呼吸道感染、肺炎、中耳炎等。

【辅助诊断】

实验室诊断:结膜刮片有包涵体。

【鉴别诊断】

新生儿细菌性结膜炎。

【治疗】

1.全身治疗　因超过 50％的包涵体性结膜炎的婴儿可能在其他部位同时存在感染,如鼻腔、泌尿道或肺部,所以应口服红霉素 50mg/(kg・d),分 4 次,共 10～14 天。

2.局部　0.1％利福平或 0.3％妥布霉素或 0.3％左氧氟沙星滴眼液,每小时 1次,睡前涂抗生素眼膏。

第二节　非感染性结膜炎

一、过敏性结膜炎

全球约 20％的人患过敏性结膜炎,其中急性过敏性结膜炎最常见,占 80％～90％,包括季节性过敏性结膜炎、常年性过敏性结膜炎和接触性结膜炎,慢性过敏性结膜炎占 10%～20%,包括春季角结膜炎,巨乳头性结膜炎和特应性角结膜炎。

(一)季节性过敏性结膜炎

【概述】

该病季节性发作,其致敏原主要为室外抗原,如植物花粉、草叶及真菌孢子等。

【症状】

眼痒、异物感、烧灼感、流泪、畏光等,高温环境下症状加重。

【体征】

双眼结膜充血、球结膜水肿,水样分泌物,少量黏性分泌物。常并发过敏性哮喘、过敏性鼻炎等。

【辅助诊断】

实验室诊断:结膜刮片可有嗜酸细胞阳性。

【鉴别诊断】

1.常年性过敏性结膜炎。

2.干眼。

3.细菌性结膜炎。

【治疗】

1.非药物治疗　包括脱离过敏原、眼睑冷敷和生理盐水冲洗结膜囊。

2.药物治疗　轻度者,埃美丁,每日 3 次,联合色甘酸钠或吡嘧斯特钾,每日 4 次,或单独使用帕坦诺,每日 2 次,中度者可加用安贺拉等非甾体类抗炎药,每日 4 次;重症者,可加用后部低浓度糖皮质激素点眼,每日 3～4 次,共 1～2 周。所有患者均配合人工泪液滴眼。有过敏性哮喘或鼻炎者,应转相关科室治疗。

(二)常年性过敏性结膜炎

【概述】

比季节性过敏性结膜炎少见,致敏原主要为室内抗原,如动物的皮毛、粉尘、虫螨等。

【症状】

与季节性过敏性结膜炎相似,但较轻。

【体征】

结膜充血,乳头,滤泡少,眼睑水肿多为一过性等。

【辅助诊断】

实验室诊断:结膜刮片可有嗜酸细胞阳性。

【鉴别诊断】

1.季节性过敏性结膜炎。

2.干眼。

3.细菌性结膜炎。

【治疗】

基本同季节性过敏性结膜炎,但需长期治疗。

(三)春季卡他性结膜炎(VKC)

【概述】

约占过敏性结膜炎的 0.5%,主要影响儿童和青少年,男性多见,发病年龄在 10 岁前,持续 2~10 年的时间,青春期可自愈,11% 的患者持续到 20 岁以后。常合并角膜并发症,损害视力。

【症状】

奇痒难忍,畏光、异物感、流泪和黏性分泌物增多。

【体征】

1.睑结膜型　病变局限于上睑结膜,巨大乳头呈铺路石样排列,乳头形状不一,扁平、色粉红,分泌物为黏液性、乳白色,位于乳头之间及其表面。

2.角膜缘型　角膜缘处结膜变宽增厚,多由上方角膜缘处开始,可逐渐扩展到整个角膜缘,呈黄褐色或污红色胶样增生。

3.混合型　同时兼有以上两种病变。

30%~50% 可有角膜受累,表现为弥漫性点状上皮角膜炎、盾形角膜溃疡、角膜黏液斑;部分患者可见角膜缘 Homer-Trantas 结节。

【辅助诊断】

实验室诊断:结膜刮片 Gimsa 染色可见嗜酸性粒细胞或嗜酸性颗粒,患者泪液 IgE 增加。

【鉴别诊断】

1.巨乳头性角结膜炎。

2.特应性角结膜炎。

【治疗】

1.冷敷。

2.0.1% 帕坦洛　每日 2 次,或埃美丁每日 3 次联合研力双每日 3 次。

3.如有盾形角膜溃疡,局部加 0.5% 氯替泼诺或 1% 泼尼松龙或 0.1% 地塞米松,每日 4～6 次,散瞳剂每日 2～3 次。

4.如病情严重或对上述治疗效果不佳,可加局部和口服环孢素。

5.眼睑皮肤受侵时需用妥布霉素地塞米松眼膏,每日 1 次。

6.人工泪液每日 4 次。

(四)巨乳头性结膜炎

【概述】

本病多见于戴义眼、戴角膜接触镜和手术后缝线暴露者,可能与异物的机械性刺激及对蛋白的超敏反应有关,无季节性,无年龄和性别差异。

【症状】

刺激症状、视力模糊、轻度瘙痒及接触镜不耐受。

【体征】

睑结膜充血,上睑结膜巨乳头形成伴粘丝状分泌物,角膜通常不受累。

【鉴别诊断】

春季卡他性角结膜炎

【治疗】

1.首先除去接触镜或义眼,拆除缝线。

2.人工泪液(均不含防腐剂)频繁点眼,可缓解瘙痒和冲刷相关抗原的积存。

3.0.1%帕坦洛每日 2 次,或研力双每日 3 次。

4.急性期可局部短期用糖皮质激素减轻眼睑充血和炎症。

(五)特应性角结膜炎(AKC)

【概述】

较少见也是较严重的过敏性结角膜炎,多发于 30～50 岁男性患者,双眼慢性发病,常伴有全身或眼部特应性疾病,如特应性皮炎、白内障、圆锥角膜、视网膜脱离等。

【症状】

眼痒、眼涩、眼睑沉重感。

【体征】

眼睑湿疹,下睑乳头增生比上睑更常见,严重时下穹隆结膜收缩、瘢痕形成,75%病例伴角膜上皮病变或角膜溃疡,严重者甚至角膜穿孔。

【鉴别诊断】

1.春季卡他性角结膜炎。

2.巨乳头性结膜炎

【治疗】

同春季卡他性角结膜炎

二、泡性角结膜炎

【概述】

本病是由微生物蛋白导致的 IV 型变态反应,常见致病微生物有葡萄球菌、结核杆菌、白色念球菌、球孢子菌属,以及 L1、L2、L3 血清型沙眼衣原体等。本病多单眼发病,以女性、儿童及青少年多见,春夏多发。

【症状】

眼红、眼痛、异物感。

【体征】

1.泡性结膜炎　球结膜单个或多个隆起的红色结节,1～4mm 大小,多位于角膜缘,呈三角形,尖端指向角膜,顶端易溃烂形成溃疡。

2.泡性角结膜炎病变骑跨于角膜缘处,可单发或多发,多发者呈粟粒样结节,可形成溃疡。病变愈合可遗留瘢痕,使角膜缘呈齿状,并有浅层血管长入。

【鉴别诊断】

1.浅层巩膜炎。

2.边缘性角膜炎。

【治疗】

1.氟米龙或氯替泼洛点眼,2～3 天即可缓解。

2.局部抗菌药预防感染。

3.全身补充维生素,并注意营养。

三、自身免疫性结膜炎

（一）Sjogren 综合征（SS）

【概述】

本病是一种累及全身多系统的疾病,角结膜干燥、口腔干燥和全身结缔组织损害,表现为角结膜干燥和口腔干燥者为原发性,伴全身结缔组织损害者为继发性。

多发年龄 40～50 岁,男女比例为 1:9,患病率低于 0.6%。

【症状】

眼干涩、口干。

【体征】

睑裂区结膜充血、泪膜破裂时间缩短(<10 秒)、Schirmer 实验异常、角结膜荧光素或虎红或丽丝氨绿染色阳性,粘丝状分泌物,严重者可表现为丝状角膜炎。

【辅助诊断】

实验室诊断:唾液腺组织活检有淋巴细胞和浆细胞浸润及血清学检查类风湿因子、抗 SS-A、抗 SS-B 及抗核抗体有助于继发性 SS 的诊断。

【治疗】

1.人工泪眼 每日 4～6 次,病情较重者最好选择不含防腐剂者,或戴湿房眼镜或行泪小管栓塞。

2.中重度患者 可短期局部应用糖皮质激素控制炎症,或 0.05% 环孢素,每日4 次。

3.治疗全身系统性疾病。

(二)Stevens-Johnson 综合征

【概述】

本病与免疫复合物在真皮和结膜实质中的沉积有关,多见于青年人,女性多于男性,常见诱因为药物(如磺胺,抗惊厥药,水杨酸盐,青霉素,氨苄青霉素和异烟肼)和感染(单纯疱疹病毒、金黄色葡萄球菌和腺病毒)。43%～81% 的患者出现眼部病变。

【症状】

起病时突然发热、关节痛、呼吸道感染症状,数天内出现皮肤和黏膜损害。急性期眼部为严重的双侧弥漫性结膜炎,晚期因瘢痕形成导致内翻倒睫、干眼等并发症。

【体征】

1.皮损 红斑、丘疹和水疱。皮损在四肢呈对称分布,躯干部皮损较少。

2.黏膜损害 包括结膜、口腔、生殖器和肛门黏膜的损害。

3.急性期结膜 充血、大量分泌物、出血性渗出膜或假膜形成。

4.晚期结膜 瘢痕化、倒睫、睑内翻、干眼、角膜缘干细胞缺乏等。

【治疗】

1.全身治疗　急性期需在重症监护病房或皮肤科治疗,包括温暖的环境、纠正电解质紊乱,防止败血症等,全身使用糖皮质激素可延缓病情进展,但尚有争议。

2.局部治疗　清除分泌物,保持眼表卫生,用无防腐剂的人工泪液润滑眼表;涂抗菌眼膏预防感染;激素对控制眼部损害无效,并可导致角膜融解、穿孔。

3.手术治疗　主要针对并发症治疗,应在炎症完全消退后进行。

(三)瘢痕性类天疱疮

【概述】

眼部瘢痕性类天疱疮(OCP)是黏膜类天疱疮的一个亚类。OCP 相对罕见,发病率估计 1/20000～1/46000 之间,发病年龄可见于 20～87 岁,通常见于老年患者(平均发病年龄 70 岁),女性多见,约 1.6∶1。在 OCP 早期临床表现常难以与慢性结膜炎鉴别,常易误诊,可伴有口腔、鼻腔、瓣膜和皮肤病。

【症状】

初期表现为不明原因的双眼非对称性慢性结膜炎症状,如眼红、异物感、干涩、分泌物。

【体征】

慢性进行性结膜瘢痕形成、穹隆缩短、睑球粘连、睑内翻倒睫、干眼和角膜混浊,可伴有全身其他部位的皮肤或黏膜损害。

【辅助诊断】

实验室诊断:结膜活检或其他受累部位活检发现基底膜有线状免疫复合物(IgG、IgM、IgA、补体 C3)沉积可帮助诊断,其阳性率可达 79.6%,但阴性者不能除外 OCP,多次活检可提高阳性率。在某些患者的血清中可检测到抗基底膜循环抗体。

【鉴别诊断】

1.假类天疱疮。

2.Steven-Johnson 综合征。

3.Sjogren 综合征。

4.特应性角结膜炎。

【治疗】

应多学科联合治疗。

1.药物治疗

(1)局部对症处理:人工泪液,每日 4～6 次;戴湿房眼镜,有睑缘结膜炎时,可热敷、清洁眼睑,局部涂抗菌眼膏,局部环孢素,每日 4 次,糖皮质激素的应用尚有争议。

(2)全身:糖皮质激素和免疫抑制剂的应用,建议在皮肤科或免疫科指导下应用。

2.手术治疗　主要是针对眼部并发症的处理。对于内翻倒睫,应采用电解或冷冻破坏毛囊,以解除倒睫对眼表的刺激;对睑球粘连者行睑球粘连分离及羊膜覆盖术或组织工程细胞移植术或角膜缘干细胞移植术;角膜受累者可行角膜板层移植或穿透移植。由于眼表损害严重,晚期结膜穹隆消失和眼表面上皮角化的患者,可使用人工角膜以提高视力。切忌,上述手术治疗要在完全控制结膜炎症情况下进行,并且要联合全身免疫抑制治疗。

第三节　变性结膜疾病

一、睑裂斑

本病为发生于睑裂区近角膜缘处球结膜的一种呈黄白色、无定形的结膜变性损害,为玻璃样和弹力组织在结膜上皮下沉积。成年人多见。一般认为其由于紫外线或光化学性暴露而引起。

【临床表现】

(1)在睑裂部位接近角膜缘处的球结膜出现三角形略隆起的斑块。

(2)三角形基底朝向角膜,宽约 2～3mm。开始为灰色,以后逐渐变为黄白色。

(3)病变可缓慢逐渐变大。

(4)多在角膜缘鼻侧,少数在颞侧。

(5)不伴有炎症反应。

【诊断】

根据病史和临床表现,可以诊断。

【治疗原则】

(1)一般无需治疗。

(2)仅在严重影响外观、反复慢性炎症或干扰角膜接触镜配戴时可考虑予以切除。

【治疗目标】

对睑裂斑进行观察或切除。

二、翼状胬肉

本病为睑裂部肥厚的球结膜及其下的纤维血管组织呈三角形向角膜侵入,其形态似翼状而得名。多在睑裂斑的基础上发展而成。其发病可能与紫外线照射、气候干燥、接触风尘等有一定关系。组织病理检查显示翼状胬肉的结膜上皮增厚或变薄,上皮下纤维血管组织增生和胶原纤维变性,角膜前弹力层由于血管的侵入而破坏。新近研究表明长期的紫外线照射可引起角膜缘干细胞的损害,从而发生翼状胬肉。

【临床表现】

(1)多无自觉症状或仅有轻度不适。

(2)单眼或双眼同时发病。翼状改变可见于鼻侧或颞侧角膜缘,或两侧同时存在。以鼻侧多见。

(3)病变初期角膜缘发生灰色混浊,球结膜充血、肥厚,以后发展成三角形的纤维血管组织。它可分为头(三角形尖端)、颈(角膜缘部)和体部(球结膜上)。

(4)进行期翼状胬肉表现为充血、肥厚,头部前端角膜灰色浸润,有时见色素性铁线。

(5)静止期翼状胬肉薄而不充血,颈部和体部血管收缩纤细。

(6)翼状胬肉伸展至角膜时可因牵扯而引起逆规性散光。

(7)翼状胬肉遮挡瞳孔区时可造成视力障碍。

(8)严重病例可发生不同程度的眼球运动障碍。

【诊断】

根据睑裂区呈翼状的纤维血管组织侵入角膜,即可诊断。

【治疗原则】

(1)刺激症状严重,或胬肉的发展危及视轴时,可考虑手术切除。

(2)手术方式可采用暴露巩膜的单纯切除术、球结膜转位或移植或羊膜移植术等方法。

(3)手术后复发几率较高。术后 β 射线照射和丝裂霉素的应用可减少复发。

【治疗目标】

切除胬肉,不复发。

三、结膜结石

结膜结石是在睑结膜表面出现的黄白色凝结物,常见于慢性结膜炎患者和老年人。组织病理学检查显示结膜结石为充满上皮和角质素残留的上皮性包涵性囊肿,并非真正的"结石"。

【临床表现】

(1)结膜上皮深层或表面白色细小硬结,单个或数个。

(2)如结石突出结膜表面时可磨损结膜或角膜上皮,从而引起异物感,角膜荧光素染色呈阳性。

(3)上睑结膜多于下睑结膜。

【诊断】

根据睑结膜表面白色坚硬小结节,可以诊断。

【治疗原则】

(1)患者一般无自觉症状,无需治疗。

(2)突出结膜面结石,可在表面麻醉下用异物针或针头剔除。

【治疗目标】

去除突出于睑结膜面的结石,使症状消失。

第四节　　结膜肿瘤

一、结膜色素痣

结膜色素痣是来源于神经外胚层的先天性良性错构瘤,极少恶变。组织病理显示病变由典型的痣细胞或瘤组成。约 1/3 缺乏色素,一半以上的结膜色素痣可见囊肿样上皮包涵体。

【临床表现】

(1)好发于角膜缘附近和睑裂部的球结膜。

（2）不规则圆形、大小不等、境界清楚、稍隆起。

（3）一般为黑色，浓淡不等。

（4）青春期前的痣常不含色素，痣内无血管；青春期可长大。

（5）如痣体突然变大且表面粗糙、有血管长入，提示有恶变的可能。

【诊断】

根据临床表现球结膜黑色斑，边界清楚，可以诊断。

【治疗原则】

（1）一般无需治疗。

（2）影响外观可手术切除，但应彻底。切除物常规送病理检查。

（3）明显长大恶变者，应予彻底切除，以免复发。

【治疗目标】

观察或彻底切除色素痣。

二、结膜皮样脂肪瘤

结膜皮样脂肪瘤是一种先天性结膜良性肿瘤。病理表现为实质皮样瘤，但上皮结构稀少或缺如，主要由脂肪组织构成。

【临床表现】

（1）多位于颞侧上方接近外眦的球结膜下。

（2）为黄色、质软的光滑包块。

（3）包块向上、向外延伸，并界于直肌之间，向前长至角膜，向后长入眼眶。

（4）病变多为双侧，并静止不变；少数会缓慢生长。

【诊断】

根据球结膜下黄色、质软的光滑包块，不难做出诊断。

【治疗原则】

（1）病变多为眼睑所遮盖，一般无需手术切除。

（2）肿瘤长大或影响美观，应手术切除，但注意其深部有可能与眶内脂肪相通。

（3）切勿过多损伤周围组织，特别是眼外肌。

【治疗目标】

观察或彻底切除肿瘤。

三、结膜乳头状瘤

结膜乳头状瘤可发生于结膜任何部位,也可发生于角膜缘、泪阜及睑缘部位,为良性肿瘤,但手术切除后易复发,可恶变为鳞癌或乳头状癌。病理检查可发现其有结缔组织芯,由增殖的上皮覆盖;上皮中度角化,偶有不规则生长。

【临床表现】

(1)瘤体鲜红,形如桑椹状,呈肉样隆起。

(2)位于泪阜及睑缘部位的乳头状瘤,常有蒂、质软,表面不规则。

(3)角膜缘处乳头状瘤有较宽的基底,常向结膜和角膜扩张。

(4)受眼睑压迫,很少形成乳头状形态。

【诊断】

(1)根据本病临床表现,可以诊断。

(2)病理检查可明确诊断。

【治疗原则】

手术切除,基底部行烧灼或药物腐蚀。

【治疗目标】

彻底切除肿瘤。

四、结膜血管瘤

结膜血管瘤多为先天性良性肿瘤。出生时或出生后不久即出现。可为单个,或为多发。病理学可分为毛细血管瘤和海绵状血管瘤。

【临床表现】

(1)毛细血管瘤一般范围小,位置浅。为结膜面孤立的、团状扩张的血管瘤,无明显的边界。

(2)海绵状血管瘤一般范围广,位置较深,常侵及眼眶。为弥漫性扩张、界限清楚、外有包膜、隆起的紫红色肿物。

(3)血管瘤有压缩性,可随结膜一起移动。

(4)常伴发眼睑、眼眶和颅内海绵窦血管瘤。

【诊断】

根据临床表现可以诊断。

【治疗原则】

手术切除或电凝、冷凝。

【治疗目标】

瘤体消失。

五、结膜鳞状细胞癌

本病是一种比较常见的结膜恶性肿瘤,多发于睑裂区的角膜缘处、睑缘皮肤和结膜的交界处,或在内眦部泪阜等部位,很少见于结膜的非暴露区。

【临床表现】

(1)常为草莓状或乳头状赘生物,质脆,触之易出血。

(2)绝大部分有胶样表面。有时上皮异常角化,形成白色斑块。

(3)有时肿瘤呈扁平状隆起,形成肉芽样新生物,表面粗糙,富有血管。

(4)向上下穹窿部或眼睑皮肤扩散。一般不侵犯巩膜,也不造成眼球穿孔。

(5)可向角膜缘深层浸润和向眼内转移,也可随血管向身体其他部位转移。

【诊断】

根据睑裂部角膜缘外菜花状隆起的改变,可以诊断。

【治疗原则】

(1)早期手术彻底切除。结膜创面可用黏膜、结膜或羊膜覆盖。角膜创面用板层角膜移植修复。

(2)若病变范围大,难以彻底切除时,可以考虑施行眼眶内容物剜出术,术后给予综合治疗。

【治疗目标】

彻底切除肿瘤。

六、结膜恶性黑色素瘤

结膜恶性黑色素瘤好发于40岁以上中老年人,恶性度很高。

【临床表现】

(1)睑缘、角膜缘或内外眦部结膜带颜色的结节。

(2)因色素多少而呈黑色或褐色。

(3)新生血管丰富,生长迅速,表面溃疡,很快转移。

(4)多数来源于结膜黑变病,部分来自结膜色素痣或是正常结膜。

【诊断】

根据角膜缘、眦部和睑缘黑色结节、生长迅速、表面溃疡的临床表现,可以初步诊断。确认需要病理组织学检查。

【治疗原则】

(1)彻底切除。

(2)术后冷冻治疗,对防止复发有一定作用。

(3)对于已有眼内和眶内转移者,行眼眶内容物剜出术是否改善预后并不肯定。

(4)化疗有一定疗效。

【治疗目标】

彻底切除肿瘤。

第九章 角膜疾病

第一节 细菌性角膜炎

细菌性角膜炎是 20 世纪 60 年代最主要的感染性角膜疾病,70 年代以后病毒性角膜炎、真菌性角膜炎、棘阿米巴性角膜炎迅速增多,但细菌性角膜炎仍是当前发病率和致盲率最高的感染性角膜病。细菌性角膜炎的发展趋势是机会感染、混合感染及耐药菌感染不断增多,给该病的诊断和治疗带来一定困难,眼科医生必须给予高度警惕和重视。

随着时代的变迁,细菌性角膜炎的致病菌也发生了很大变化,文献统计当前最常见(约占 70% 左右)的致病细菌有四种,即革兰阳性球菌中的肺炎链球菌(S)和葡萄球菌(S)革兰阴性杆菌中的绿脓杆菌(P)和莫拉菌(M)简称 SSPM 感染。此外,比较常见的致病菌还有链球菌、分枝杆菌、变形杆菌、黏质沙雷菌等,有增多倾向的致病细菌有厌氧性细菌、不发酵革兰阴性杆菌、放线菌等。

一、肺炎链球菌性角膜炎

肺炎链球菌性角膜炎是最常见的革兰阳性球菌所引起的急性化脓性角膜炎。具有典型革兰阳性球菌所特有的角膜体征,局限性椭圆形溃疡和前房积脓,故亦称匐行性角膜溃疡或前房积脓性角膜溃疡。

【病因】

1.致病菌　肺炎链球菌,是革兰阳性双球菌,大小约 $0.5\sim1.2\mu m$。

2.危险因素

(1)有角膜上皮外伤史,如树枝、谷穗、指甲、睫毛等擦伤,或有灰尘、泥土等异物病史。

（2）长期应用糖皮质激素。

（3）慢性泪囊炎和配戴角膜接触镜也是引起本病的主要因素。

发病以夏、秋农忙季节为多见,农村患者多于城市。多发生于老年人,婴幼儿或儿童少见。

【临床表现】

1.症状　起病急,表现为突然发生眼痛及刺激症状。角膜缘混合充血,球结膜水肿。

2.体征

（1）角膜损伤处（多位于中央）出现粟粒大小灰白色微隆起浸润灶,周围角膜混浊水肿。1～2天后,病灶扩大至数毫米,表面溃烂形成溃疡,向周围及深部发展。其进行缘（溃疡的浸润越过溃疡边缘）多潜行于基质中,呈穿凿状,向中央匍行性进展,另一侧比较整齐,炎症浸润较静止。

（2）有时浸润灶表面不发生溃疡,而向基质内形成致密的黄白色脓疡病灶。伴有放射状后弹力膜皱褶形成。

（3）当溃疡继续向深部发展,坏死组织不断脱落,可导致后弹力膜膨出或穿孔。一经穿孔,前房将失去原先的无菌性,造成眼内感染,最终导致眼球萎缩。

（4）严重的虹膜睫状体炎反应也是本病特征之一,由于细菌毒素不断渗入前房,刺激虹膜睫状体,可出现瞳孔缩小,角膜后沉着物、房水混浊及前房积脓。

【诊断】

1.发病前有角膜外伤、慢性泪囊炎或局部长期应用糖皮质激素病史。

2.起病急,大多从角膜中央部出现浸润病灶。

3.灰白色局限性溃疡呈椭圆形匍行性进展,很快向基质层发展,形成深部脓疡,甚至穿孔。

4.常伴有前房积脓,病灶区后弹力层皱褶。

5.病灶刮片发现有革兰染色阳性双球菌。结合角膜溃疡的典型体征,大体作出初步诊断。确诊仍需细菌培养证实有肺炎球菌感染。

【治疗】

1.首选青霉素类抗生素（1%磺苄青霉素）、头孢菌素类（0.5%头孢氨噻肟）等滴眼液频繁滴眼。氨基糖苷类抗生素（0.3%庆大霉素）容易产生耐药性,治疗中必须加以注意。重症病例可加上结膜下注射或全身给药。

2.如存在慢性泪囊炎,应及时给予清洁处置或摘除。

3.药物治疗不能控制病情发展或角膜穿孔者,应施行治疗性角膜移植术。

二、葡萄球菌性角膜炎

葡萄球菌性角膜炎是最常见的革兰阳性细菌感染性角膜病,临床表现多样,分为金黄色葡萄球菌性角膜炎、表皮葡萄球菌性角膜炎、耐药金黄色葡萄球菌性角膜炎、耐药表皮葡萄球菌性角膜炎及葡萄球菌性边缘性角膜炎等。

【病因】

1.致病菌　葡萄球菌广泛分布于自然界、空气、水、土壤以及人和动物的皮肤与外界相通的腔道中,菌体呈球形,直径约为 $0.8\sim1\mu m$,细菌排列呈葡萄串状,革兰染色阳性。细菌无鞭毛,缺乏运动能力,不形成芽胞。根据色素、生化反应等不同,分为金黄色葡萄球菌和以表皮葡萄球菌为代表的凝固酶阴性葡萄球菌。前者可产生毒素及血浆凝固酶,故其毒力最强;后者毒性较小、不产生血浆凝固酶,一般不致病,但近年来已成为眼科感染的重要条件致病菌之一。

2.危险因素　同肺炎链球菌性角膜炎,一般有外伤或其他眼表病病史(如干眼症、单疱病毒性角膜炎等)。

【临床特征】

1.金黄色葡萄球菌性角膜炎

(1)是一种急性化脓性角膜溃疡,临床上与肺炎链球菌所引起的匐行性角膜溃疡非常相似。

(2)具有革兰阳性球菌典型的局限性圆形灰白色溃疡,边缘清楚,偶尔周围有小的卫星灶形成,一般溃疡比较表浅,很少波及全角膜及伴有前房积脓。进展较肺炎球菌性角膜炎缓慢。

2.表皮葡萄球菌性角膜炎又称凝同酶阴性葡萄球菌性角膜炎

(1)是一种医源性角膜感染病,多发生于眼局部免疫功能障碍的个体,如糖尿病、变应性皮肤炎、长期滴用糖皮质激素及眼科手术后的患者。

(2)发病缓慢,临床表现轻微,病变一般较局限,溃疡范围小而表浅,与金黄色葡萄球菌性角膜炎相比,前房反应较轻。很少引起严重角膜溃疡及穿孔。

3.耐甲氧西林金黄色葡萄球菌性角膜炎(MRSAK)和耐甲氧西林表皮葡萄球菌性角膜炎(MRSEK)

(1)近来由于广泛使用抗生素,耐甲氧西林金黄色葡萄球菌逐年增多,80%~90%的金黄色葡萄球菌可产生青霉素酶,使青霉素 G 水解失活。几乎对每一种抗生素均可产生耐药性,对磺胺类及氨苄青霉素耐药者占 95%~100%;对氯霉素占

64%～71.4%；对四环素占 36%～40%。

(2)MRSA 或 MRSE 角膜炎其临床表现与金黄色葡萄球菌所致的角膜炎相同，多为机会感染，常发生于免疫功能低下的患者，如早产儿或全身应用化疗后发生；眼部免疫功能低下者，如眼内手术(角膜移植术、白内障等)后、眼外伤、干眼症、配戴角膜接触镜等。

4.葡萄球菌边缘性角膜炎又叫葡萄球菌边缘性角膜浸润

(1)多发生于葡萄球菌性眼睑结膜炎患者，是葡萄球菌外毒素引起的一种Ⅲ型变态反应(免疫复合物型)。

(2)中年女性较多见，时重时轻，反复发作，常伴有结膜充血及异物感。

(3)浸润病灶多位于边缘部 2、4、8、10 点处(即眼睑与角膜交叉处，该处免疫复合体容易沉积)，呈灰白色孤立的圆形、串珠形或弧形浸润，位于上皮下及浅基质层。病灶与角膜缘之间有一透明区。反复发作后，周边部可有浅层血管翳长入浸润灶。很少引起角膜溃疡发生。

【治疗】

1.葡萄球菌性角膜炎　一般采用头孢菌素类 0.5%头孢氨噻肟、青霉素类(1%磺苄青霉素)，或氟喹诺酮类(o.3%氧氟沙星)眼液频繁滴眼。特别注意表皮葡萄球菌性角膜炎对于氨基糖苷类药物治疗效果较差。

2.MRSAK 或 MRSEK　可采用二甲胺四环素和头孢甲氧氰唑进行治疗。近来文献推荐的方法采用 5%万古霉素溶于以磷酸盐作缓冲液的人工泪液中频繁滴眼，或万古霉素 25mg 结膜下注射，每日一次，同时每日两次口服，每次 1g，对早期病例有较好疗效。

3.葡萄球菌边缘性角膜炎　主要采用糖皮质激素 0.1%氟米龙和 1%磺苄青霉素或 0.3%氧氟沙星眼液交替滴眼，一般 1 周左右即可明显好转。重度患者除清洁眼睑缘外，还应联合结膜下注射或口服糖皮质激素。

4.药物治疗　不能控制病情发展或病变迁延不愈、有穿孔倾向者，应早期施行治疗性角膜移植术。

三、绿脓杆菌性角膜炎

绿脓杆菌性角膜炎是一种极为严重的急性化脓性角膜炎，具有典型革兰阴性杆菌所引起的环形脓疡的体征，常在极短时间内累及整个角膜而导致毁灭性的破坏，后果极其严重。一经发生，必须立即抢救。

【病因】

1.致病菌

(1)绿脓杆菌属假单胞菌属,革兰阴性杆菌,大小为$(0.5\sim1.0)\mu m\times(1.5\sim3.0)$ μm 的直或微弯杆菌,有产生色素的性能,引起蓝绿色脓性分泌物,故又称为铜绿色假单胞菌。该菌广泛存在于自然界的土壤和水中,亦可寄生于正常人皮肤和结膜囊,有时还可存在于污染的滴眼液中,如荧光素、地卡因、阿托品、匹罗卡品滴眼液等。有时甚至可在一般抗生素滴眼液(如磺胺)中存活。

(2)绿脓杆菌具有很强的致病性,主要致病物质是内毒素(菌细胞壁脂多糖)和外毒素(弹力性蛋白酶、碱性蛋白酶及外毒素 A)。实验证明,动物实验接种后,迅速在角膜繁殖,放出毒素和酶,并同时引起以中性粒细胞为主的浸润,导致角膜组织溶解及坏死。

2.危险因素　绿脓杆菌毒性很强,但侵袭力很弱,只有在角膜上皮损伤时才能侵犯角膜组织引起感染,最常见的发病危险因素有:

(1)角膜异物剔除术后,或各种原因引起的角膜损伤(如角膜炎、角膜软化、角膜化学烧伤及热烧伤、暴露性角膜炎等)。

(2)配戴角膜接触镜时间过长,或使用被绿脓杆菌污染的清洁液或消毒液。

(3)使用被污染的眼药水和手术器械。

【临床表现】

1.症状:发病急,病情发展快,潜伏期短(6～24 小时)。患者感觉眼部剧烈疼痛、畏光流泪,视力急剧减退,检查可见眼睑红肿,球结膜混合性充血、水肿。

2.起病急、来势猛,溃疡发生快。

3.典型的环形浸润或环形溃疡形态及前房积脓。

4.大量的黄绿色黏脓性分泌物。

5.涂片检查发现有革兰阴性杆菌,培养证实为绿脓杆菌。

【治疗】

1.局部　首选氨基糖苷类抗生素(如庆大霉素、妥布霉素、丁胺卡那霉素)或氟喹诺酮类抗菌药(氧氟沙星、环丙沙星)频繁滴眼,也可采用第三代头孢菌类抗生素(头孢氨噻肟、头孢磺吡苄、头孢氧哌唑)频滴或交替滴眼。白天每 30～60 分钟 1次滴眼,晚上改用氧氟沙星眼膏或磺苄青霉素眼膏每 3～4 小时 1 次涂眼。

2.重症病人　可采用结膜下注射或全身用药。待获得药敏试验的结果后,应及时修正使用敏感的抗生素或抗菌药进行治疗。

3.糖皮质激素的应用　在大量有效抗生素控制炎症的情况下,适当应用糖皮质激素可以减轻炎症反应和瘢痕形成。口服泼尼松 10mg,每日 3 次或地塞米松 15mg 加入抗生素及葡萄糖中静脉点滴。但溃疡未愈合,荧光素染色阳性时局部忌用糖皮质激素治疗。

4.其他治疗　用 1％阿托品散瞳,用胶原酶抑制剂和大量维生素对症治疗。病情重者在药物治疗 24～48 小时后,有条件则彻底清除病灶进行板层角膜移植。术后每天结膜下注射敏感抗生素可缩短疗程,挽救眼球。后遗角膜白斑者,则作穿透性角膜移植。

第二节　角膜变形与营养不良

角膜变性是一种较常见的角膜病,以往常将其与角膜营养不良混为一起,其实它们是临床上两种性质不同的角膜病。前者是继发于炎症、外伤、代谢或老年性退化等一系列复杂变化,而病因又不十分清楚的角膜病变。多为后天获得性疾病,无家族遗传性。其发病时间较晚,多数为成人罹病。单眼或双眼均可发病,有时可伴有角膜新生血管。因此,角膜变性是继发性角膜组织退化变质并使其功能减退的角膜病变。而角膜营养不良是一系列与家族遗传有关的原发性、具有病理组织学特征的角膜病变,一般不伴有其他眼部或全身病。目前认为是正常角膜组织中的某种细胞受到某种异常基因决定而使其结构和功能受到进行性损害的过程。发病年龄较早,大多数在 20 岁以前,病情进展颇为缓慢。大多数为双眼对称性,好发于角膜中央,不伴有任何炎症现象,不发生新生血管。病理特征性改变为双眼角膜有异常物质沉积。

角膜变性的临床意义多数不甚重要,有些还是正常的老年变化过程,如角膜老年环等,因而在临床上常被疏忽。

一、角膜老年环

临床上多见于老年人,据统计,60～69 岁人群中 80％有此环,70～79 岁者占 90％,而 80 岁以上几乎皆具此环。在 30 岁以下者亦可发病,称为"青年环"。

【临床表现】

为双眼对称发病,若出现单眼发病时,在未出现病变侧,可能有颈动脉阻塞性疾患。该环为角膜周边出现宽 1.5～2.0mm 的灰白色混浊区,其形成是先下、上,而后内、外,最后联合成环形。其外界与角膜缘之间有一条狭窄透明带(0.3～

1mm)相隔,内界则较模糊。裂隙灯下见混浊位于后弹力膜前的深基质层内。

【病理】

冰冻切片用苏丹Ⅲ染色时,可见角膜环是由油滴状脂质构成。光镜下显示前弹力膜、基质浅层有类脂颗粒沉着,但均局限于变性的区域内。对于变性时间较长者,类脂颗粒可向基质深层的纤维板层扩散,内皮层偶尔可见此类颗粒。脂质主要沉着于周边角膜,以前弹力膜为最多,其次为后弹力膜,而在基质板层间则相对较少。细胞内未见脂质。组织化学与免疫荧光法证明沉积于角膜环的脂质是低密度脂蛋白。

【治疗】

因其无自觉症状,对视力不受影响,故无需治疗。

二、带状角膜病变

带状角膜病变或角膜带状变性又称为钙沉着性角膜病变,是一种钙质沉着性角膜变性。

【临床表现】

本病可发生于各种年龄,多为单眼,亦可双眼发病。病变缓慢发展,可长达 10 年以上。初期的角膜混浊极轻微,肉眼不易发现。混浊明显时可见其位于睑裂部暴露区角膜,相当于前弹力膜水平,分别在鼻、颞侧近周边处,陆续出现钙质性灰白色或白色混浊斑,混浊区与角膜缘之间有一条约 1mm 的狭窄透明带将其隔开。混浊区的中央侧较模糊,可向中央缓慢地扩展。经多年变化后两端混浊才能相接,融合成 3~5mm 宽的带状病变。有时可伴新生血管生长。裂隙灯检查可见混浊钙斑内有透明小孔,是三叉神经穿过前弹力膜的通道。混浊区由上皮下、前弹力膜及基质浅层的沉着物所构成。混浊斑可逐渐致密、增厚,使其上方的上皮隆起,粗糙不平,甚至发生上皮糜烂,引起畏光、流泪及眼磨痛等刺激症状。晚期患者的视力可明显减退。

【病理】

早期在前弹力膜周边部有局灶性嗜碱性点状钙质沉着,上皮细胞基底膜亦呈嗜碱性着色。随病情向中央发展,前弹力膜进一步钙化并出现断裂,浅基质亦可有类似改变。而代之以无血管的纤维组织,透明质样物进入。前弹力膜钙质沉着及钙化断片可伸入上皮细胞层使之变成厚度不均,且常有上皮下纤维增生的组织。

电镜下前弹力膜内有大小不一的高电子密度的钙化小球及斑点。有的周边部钙化小球的电子密度较中央部为浓密,有的则中央较浓密,周边较淡。

【治疗】

轻症患者无需治疗。当发生上皮糜烂引起刺激症状时,可配戴软性角膜接触镜。病变较严重影响视力及美容时,可应用 0.37% 依地酸二钠(乙二胺四乙酸二钠,EDTA-Na$_2$)点眼,每日 4～6 次。点药前最好用海绵棒轻轻将钙质沉着物擦掉。有人采用金刚磨石来磨光钙沉淀物取得较好效果。亦可在表麻下先刮除角膜上皮,再在病变处敷以浸有 EDTA-Na$_2$(0.01～0.05M)的纤维海绵片,数分钟后再刮除钙质。可重复多次直至刮净钙质为止。术后应涂消炎眼膏,局部加压包扎至上皮再生为止。此外,对较严重病例,还可考虑作光学性虹膜切除,角膜表层切除联合羊膜移植或板层角膜移植。对眼球萎缩无光感者,为解除痛苦可作眼球摘除。对继发于全身病者,还必须重视治疗原发病,以减少复发。

三、Terrien 角膜边缘性变性

Terrien 角膜边缘性变性是一种发生于角膜边缘进展较慢的非炎症性角膜变薄病变。亦称为角膜周边部沟状变性或扩张性角膜边缘营养不良。

【临床表现】

本病约 75% 患者为男性,多数在 20～40 岁发病。通常双眼同时受累,但病情进展和轻重常不一致。病程较长而进展缓慢,有时可达 20 年或更久。年长病例其角膜变薄的进展速度更慢。病变多开始于角膜上方,早期形似老年环,在周边出现细小点状基质层混浊,此混浊与角膜缘平行且与之存在一间隔,有血管自角膜缘通过此间隔伸入混浊区。在血管翳末端有黄白色条状脂质沉着。病变区缓慢地进行性变薄,呈弧形沟状凹陷带,病变可向中央及两侧扩展。沟的靠角膜中央侧边缘陡峭,靠周边侧呈斜坡状,沟的底部角膜甚薄,在眼压作用下向前膨隆。角膜上皮通常保持完整。早期因缺少自觉症状,常被忽略。随着病情的逐渐发展可出现轻度刺激症状,如畏光、流泪及异物感等。晚期由于角膜病变区向前膨隆,产生明显的角膜散光而有不同程度的视力下降。偶有因轻微外伤或自发性地引起角膜最薄处穿孔。

随着病情发展,Francois 将其分为四期:

1.浸润期　上方角膜周边部出现与角膜缘平行的 2～3mm 宽灰白色混浊带,伴有新生血管长入。周围的球结膜轻度充血扩张。

2.变性期　病变波及基质层,组织发生变性而变薄,渐被融解吸收,沟槽内有脂质沉着,浅层组织形成一条弧形血管性沟状凹陷带。

3.膨隆期　病变区角膜继续变薄,出现单个或多个 1.5~3.0mm 或更宽的菲薄囊泡样膨隆区,呈小囊肿样外观。此时可有显著的逆规性散光。

4.圆锥角膜期　在眼压作用下,因病变区组织张力显著下降,使角膜膨隆呈圆锥状,病变可波及中央或旁中央,呈现圆锥角膜样外观。此时当咳嗽或轻微外伤,有时甚至自发性发生菲薄处角膜破裂,致房水外流,虹膜脱出,继之发生黏连性角膜白斑。严重者有报告角膜破裂后发生虹膜、晶状体及玻璃体脱出。若不及时处理可毁坏眼球。

【病理】

病变处角膜明显变薄,基底膜及前弹力膜受到严重破坏,甚至消失。基质层胶原纤维发生退变及脂质浸润,有结缔组织及血管形成。后弹力膜向前膨出处仅与上皮层相隔一薄层纤维血管性结缔组织。上皮层及内皮细胞层尚保持完整。电镜下基质层被具有高度溶酶体酶活性的细胞所破坏。

【治疗】

目前尚缺乏有效药物治疗。早期可用光学法矫正散光。反复发作的炎症病变可考虑应用皮质类固醇激素治疗。曾有人用间隔烧灼病变区方法以降低角膜散光,因烧灼的时间、温度难于掌握,现已少使用。应用板层角膜移植或表面角膜镜片术,可获较好的疗效。据作者经验,应尽早施行部分板层角膜移植,选用较厚包括少许巩膜的角膜移植片,作较病变范围稍大的移植,不但能降低角膜散光,提高视力,而且能较有效地控制病情发展,可预防角膜穿破。

四、大泡性角膜病变

角膜内皮细胞特有的液体屏障和活跃的离子泵功能对于维持角膜的半脱水状态、正常厚度及透明性起着关键作用。角膜内皮细胞大量非正常死亡和丢失,将引起不同程度的角膜水肿,当角膜内皮的损失超过了其极限扩展移行能力时,就导致角膜不可逆的水肿和混浊,即大泡性角膜病变。常见的原因为眼球前段手术尤其是白内障摘除、人工晶体植入、无晶体眼玻璃体接触角膜内皮、绝对期青光眼、单疱病毒或带状疱疹病毒感染损伤内皮、角膜内皮营养不良等。

【临床表现】

患者多有上述病史,患眼雾视,轻症者晨起重,午后可改善。重者刺激症状明显,疼痛流泪,难以睁眼,特别是角膜上皮水泡破裂时最为明显。裂隙灯检查见角膜基质增厚水肿,上皮雾状或有大小不等水泡,角膜后层切面不清或皱褶水肿。病程久者角膜基质新生血管形成,基质层混浊,视力明显减退。

【治疗】

早期可局部应用高渗药物(如 5％氯化钠盐水或眼膏,20％葡萄糖软膏等)辅以消炎抗感染局部用药。清晨时亦可用吹风机助其角膜前表面的水分蒸发。配戴角膜软接触镜可减轻磨痛并可增加视力,但需警惕感染。后期视力严重受损时可施行穿透性角膜移植术。对于已无视功能的疼痛性大泡性角膜病变,可采用角膜层间灼烙术,羊膜移植或结膜瓣遮盖以减轻症状。

五、角膜营养不良

正常角膜组织受某种异常基因的作用,而使其结构或(和)功能受到进行性损害的过程,称之为角膜营养不良。

角膜营养不良为遗传性眼病,大多为常染色体显性遗传,但其外显率与表现度有时不同。角膜营养不良一般不伴全身病,是原发于角膜上的病变。发病年龄一般较早,但病情进展极为缓慢。角膜营养不良为双眼对称性疾患,病变好发于角膜中央部,不伴炎症亦无新生血管,但具有某些特征性形态。一般结合病史及眼部表现可初步做出临床诊断。

角膜营养不良种类繁多,文献报告已达 20 多种,其中较常见者有:

(一)上皮基底膜营养不良

Vogt(1930)首先报告本病的角膜病变呈指纹状外观,以后 Cogan 等(1964)又描述为点状和地图状形态,故上皮基底膜营养不良又称为地图状-点状-指纹状角膜营养不良,是前部角膜营养不良类中最常见的一种角膜病。可以引起复发性角膜糜烂,角膜受轻微损伤后不易愈合。由于表面不平,常使视力下降。本病多无遗传表现,少数病例为常染色体显性遗传。在有家族性的病例中,可于 4～8 岁即开始出现复发性角膜上皮糜烂的症状,但其发作频度随年龄的增加而逐渐减少。

【临床表现】

本病主要见于成人,40 岁至 70 岁多见,女性稍多。本病为双眼病(也可为单眼),但双眼出现的角膜病变形态各异且不对称。在整个病程中,病变有时消时现的多变性。其大小、形状、部位时有变化,或为点状,或为地图状,也可出现指纹状或泡状多种形态。这几种形态可单独存在,但多数病人同时存在两种以上病变形态。每种形态都可自发地时消时现,并可变换病变位置、大小与形状。本病症状轻微,如发生角膜上皮糜烂可出现磨疼、畏光与流泪症状,亦可因角膜前表面不平而使视力变模糊。患者如无家族史,可自发改善症状,预后较好。

【病理】

病变处的上皮细胞基底膜明显异常,增厚并呈多板状,且迷离至上皮细胞层之间,使上皮细胞层分成前后两部分。前部分上皮细胞近异常基底膜者,不与基底膜形成半桥粒体连合,因而易于脱落。后部分上皮细胞靠近异常基底膜者退变、液化、空泡化而形成囊肿样物。因其中含有退化变形的细胞核、细胞质与脂质等碎屑,故为"假囊肿",是临床上所见到的点状病变。异常上皮细胞基底膜内,含有微细的纤丝颗粒物质,形成多个突起。临床上见到的地图状病变即为此异常上皮基底膜与其前部分上皮细胞组成的片状结构。临床上的指纹状病变则为异常上皮基底膜的多个突起与其前部上皮细胞组成的弯曲条状排列所致。临床上的泡状病变则为在正常上皮细胞基底膜与 Bowman 层间有一块纤维颗粒蛋白样物质堆集,将其上的上皮细胞层抬高所致。

【治疗】

局部应用润滑剂或高渗药物,可减轻部分症状。复发角膜糜烂时,应予以垫盖。配戴角膜接触镜,虽可改善症状和提高视力,但有继发感染的潜在危险。

当药物治疗无效时,可行机械式或 PTK 准分子激光切削法,去除病变的角膜上皮及其异常的基底膜。

(二)颗粒状角膜营养不良

【临床表现】

童年开始发病,但一般无症状,不引起注意,往往到中年才被发现,男女均可罹病。本病为双眼对称性角膜病变。在裂隙灯下可见中央部角膜实质浅层有多个散发的、灰白色小点组成的面包渣样混浊。病变缓慢进展。混浊逐渐加多,融合变大。混浊之间角膜透明,形成局限的雪片状、星状、圈状、链状等不同形状的边界清楚而不规则的混浊,其大小、数量、个体间有差异。随着年龄的增长,病变可向四周及深部扩展,但周边部 2~3mm 始终保持透明。50 岁后混浊病变之间原为透明之处,亦开始轻度混浊,略呈毛玻璃状,视力开始减退。角膜表面一般较光滑,少数病人角膜表面轻微不平,偶可引起角膜上皮糜烂。

【病理】

光镜下可见角膜实质浅层或上皮下,出现一种着色深、嗜酸性杆状或梯形透明质沉着物。用 Masson 二重染色,沉着物呈亮红色;上皮细胞层、Deseemet 膜与内皮细胞层未受侵犯。电镜下,可见出现在实质浅层或上皮下的沉着物,为不规则的杆状(100～150pm 宽)的高电子密度结构。其四周绕以管状微丝(8～10nm 直径)。组织化学法证明此沉着物可能是一种非胶原性纤丝蛋白,含有酪氨酸、色氨酸、精氨酸及含硫氨基酸。此外,沉着物中还有磷脂存在。免疫组织学染色证明对微丝蛋白抗体呈阳性反应。

【治疗】

早期无症状,视力好无需治疗。晚期当病灶融合出现较大面积混浊影响视力时,可行穿透或板层角膜移植,术后一般效果较好。但有报告板层移植后半年至 1 年,层间有病灶复发,且复发后预后更差。

(三)Fuchs 角膜内皮营养不良

本病的特点是在角膜内皮细胞与 Descemet 膜之间,缓慢地由中央向周边,进行性地形成滴状赘疣。当其增大并向前房突出时,角膜内皮细胞被挤长并脱落,由邻近内皮细胞扩展覆盖缺损区。由于角膜内皮细胞数目日渐减少,密度降低,六角形百分比下降,细胞形态变异,而导致原发性角膜内皮失代偿,产生大泡性角膜病变。

【临床表现】

本病发病晚,常于中年后开始发病,女性较男性多。病情进展极为缓慢。本病分为三期,先后可达 20 年或更长的时间。

1.第一期　角膜滴状赘疣又名"滴状角膜"期:本病为双眼病,但双侧常均匀对称。此期患者无自觉症状,采用裂隙灯直接照明法检查时,可见角膜中央部的后表面有多个细小的、向后突起的滴状赘疣,略带青铜色;用后照明法时,显示在内皮表面,有散在的、圆形、折光性金色小凹;用与角膜相切的宽光带照明法时,可见 Descemet 膜呈现金箔状变厚,并具一些不规则的灰色混浊斑点于其上。采用内皮镜检查时,可见在内皮细胞正常镶嵌形态下出现一些黑区。角膜滴状赘疣的出现并不意味着它具有本病的诊断体征,因为多数情况下,它并不发展成 Fuchs 角膜营养不良,而只是老年性角膜内皮细胞退变所产生的产物。角膜滴状赘疣也可以是本病的早期表现,随着病情的进展,滴状赘疣的数量可逐渐加多,互相融合并向周边部扩展,侵及全角膜的后面。内皮细胞生物泵的功能一旦丢失,则进入本病的第二期。

2.第二期　实质性与上皮性水肿期亦即原发性角膜失代偿期:此期患者视力下降,出现疼痛并进行性加剧。当角膜内皮细胞密度下降,角膜内皮生物泵功能失常后,裂隙灯下可见角膜水肿从 Descemet 膜前的实质层开始,Descemet 膜出现皱褶,角膜厚度增加,实质层如毛玻璃样轻度混浊。继而角膜上皮呈微囊状水肿,角膜表面不平,患者常在清晨时视力恶化,日间由于角膜前表面的水分被蒸发,上皮水肿有所好转,视力因而改善。当眼压增高时,上皮水肿加剧。角膜上皮与上皮下水肿可融合成水泡及大泡,泡破后眼部剧疼。

3.第三期　结疤期:角膜长期水肿可导致角膜血管新生,而在上皮下弥漫地形成结缔组织层。多次反复发作大泡破裂者,更易形成瘢痕。角膜结疤后知觉减退,上皮水肿减轻,疼痛有所缓解,但视力更趋下降。

【治疗】

第一期无需治疗。角膜内皮失代偿的治疗参考大泡性角膜病变。

第三节　角膜发育异常

一、大角膜

【病因】

大角膜为 X-性连锁隐性遗传。散发病例可能通过数代临床未曾发病但系基因携带者的女性遗传。

【临床表现与检查】

1.角膜横径超过 13mm,多双侧患病。

2.角膜透明,组织结构正常,部分病例角膜厚度低于正常眼,无后弹力层断裂。

3.前房深,房角结构正常。某些病例虹膜突和 schwalbe 线显而易见。

4.早期晶状体透明,常有半脱位或移位而引起虹膜震颤,虹膜有可能萎缩。中年后晶状体可发生白内障。

【诊断与鉴别诊断】

1.与生俱来的病史和典型的临床表现,一般可确诊。

2.主要与先天性青光眼鉴别,该病除大角膜外,有不同程度的水肿和混浊,后弹力层有断裂且眼压升高。

【治疗与预后】

无特殊治疗。预后稳定。

二、小角膜

【病因】

小角膜为先天性发育异常。推测为胎儿第 5 个月以后发育受阻滞的结果。

【临床表现与检查】

1.横径小于 9mm,但角膜透明,组织结构正常。视力多低下,常有眼球震颤或斜视。

2.眼球直肌附着点前移,角膜弧度增加,折光率相对增加,但因眼轴短,而致整个屈光状态呈正视或远视。

3.因眼前段结构缩短,至成年期可因晶状体增大诱发青光眼。

4.多合并小眼球和其他先天异常。

【诊断与鉴别诊断】

根据病史与临床表现诊断当无困难。

【治疗和预后】

无特殊治疗。

三、球形角膜

【病因】

球形角膜为先天发育异常,属常染色体隐性遗传。

【临床表现与检查】

1.常为先天性,出生后或不久发病,双侧对称。

2.视力低下或弱视。

3.角膜呈半球形扩张,弯曲度增大,角膜曲率计检查可达 50D。

4.角膜大小一般正常,偶可见到大于 13mm 的病例。

5.角膜基质均一性变薄,厚度仅及正常人的 1/5 至 1/3。个别病例周边部近角膜缘处最薄。

6.角膜透明,中央区可因后弹力膜破裂出现急性水肿。因角膜薄而脆,轻微钝伤可引起角膜破裂穿孔。

7.常合并蓝巩膜、关节延伸过长、齿脱色、听力减退、骨折和脊椎前移等结缔组织疾病。

8.组织学改变主要为基质变薄,周边部角膜前弹力膜可能缺失。有急性水肿史者后弹力膜有破孔。

【诊断与鉴别诊断】

球形角膜须和大角膜、婴幼儿青光眼鉴别,详见表 9-3-1。

表 9-3-1　球形角膜与大角膜、婴幼儿青光眼鉴别

临床表现	大角膜	原发性婴幼儿青光眼	球形角膜
遗传方式	X-性连锁隐性遗传	散发	常染色体隐性遗传
眼别	双眼对称	单侧或双侧不对称	双侧对称
自然病程 角膜透明度	非进行性 透明	进行性角膜扩张 弥漫性水肿,有后	非进行性 透明,中央区角膜可因后弹力膜破裂产生急性水肿
角膜直径	>13mm	弹力层断裂>13mm	正常大小,个别病例>13mm
角膜厚度	正常	增厚	均一变薄,仅及正常厚度的/1/5 至 1/3
角膜曲率计	正常	扁平	陡峭,可达 50D
眼压	正常	升高	正常
前房角	无明显异常	房角为中胚叶组织覆盖	正常
主要眼部合并症	晶状体脱位、中年以前发生白内障,继发青光眼	视神经损伤,角膜水肿	弱视,急性角膜水肿轻微
伴发全身病	偶有 Mar fan 综合征和其他骨骼异常病变	无固定伴发全身病	创伤可致角膜穿孔,关节延伸过长,听力减退,齿脱色

【治疗与预后】

1.无确切有效疗法。可谨慎试行全角膜表面镜片术改善角膜厚度和屈光状态。术后宜特别注意植片愈合缓慢,避免伤口

2.防止局部外伤,角膜破裂者预后不佳。

四、先天性角膜混浊

【病因】

常染色体隐性或显性遗传。有人认为与妊娠头 3 个月母体子宫内膜炎有关。

【临床表现与检查】

1.先天性角膜混浊与生俱来。混浊的浓密程度与范围因临床类型而异,其中先天性角膜白斑与后部圆锥角膜混浊主要在中央部,而硬化性角膜和先天性角膜葡萄肿为弥漫性角膜混浊。

2.角膜扁平与硬化性角膜或呈葡萄肿状扩张(先天性角膜葡萄肿),唯后部圆锥角膜中央或旁中央角膜后表面向前方锥状突起伴混浊,前表面曲率正常。

3.弱视性眼球震颤。

4.小眼球小角膜,虹膜前粘连,房角不全闭锁,可有前极性白内障。

5.先天性角膜白斑和硬化性角膜多双眼患病,但双眼程度不等,而后部圆锥多单眼发病,常在体检中偶然被发现,各类型详见表 9-3-2。

表 9-3-2　先天性角膜混浊的临床类型

类型	最常见的眼部解剖异常	遗传方式	相关的眼部病变	备注
先天性扁平角膜	角膜扁而薄	常染色体隐性遗传	硬化性角膜浅前房,继发青光眼	
硬化性角膜	周边型角膜扁平仅周边部混浊如巩膜,弥漫型全角膜混浊	常染色体显性或隐性遗传	小眼球小角膜,中央区后弹力层及内皮缺失,房角和晶状体发育不良	
先天性角膜白斑	中央性粘连白斑,混浊区后弹力层与内皮缺失	常染色体隐性遗传,可散发性	小眼球,房角不全闭锁,角膜晶状体粘连,白内障	早期自转性角膜移植
后部圆锥角膜	中央区后表面锥形前突,前表面弧度正常,混浊区后弹力层及内皮缺失	散发	前极性白内障,角膜后部多形性营养不良	自转或角膜移植,女性多

续表

类型	最常见的眼部 解剖异常	遗传方式	相关的眼部病变	备注
先天性角膜葡萄肿	角膜与虹膜、晶状体粘连、形成局限或全角膜葡萄肿,可能有新生血管		继发性青光眼,局限或全角膜葡萄肿	多为先天性角膜白斑的重症者,发展之结果。也可由子宫内膜炎引起

【治疗和预后】

多数无特效治疗而为终生残疾。少数中周边与周边部有足够透明区的先天性白斑和后部圆锥,可根据技术和条件,考虑做自转性或同种异体穿透性角膜移植,手术宜早,成年后即使手术成功亦不可能纠正弱视。先天性白斑角膜厚薄不均,且前房浅又有虹膜前粘连,术后继发青光眼危险性很大;植片大小因受体角膜大小而定,一般可作 4～5mm 直径植片,过大则因靠近角膜缘,易发生排斥反应、继发青光眼等并发症。

第四节　角膜肿瘤

一、角结膜皮样瘤

本病是一种类似肿瘤的先天性发育异常,为胚胎期胚裂闭合过程中,表皮及其附件嵌入角膜、结膜组织而形成。在组织学上它并非是真正的肿瘤,而属于典型的迷芽瘤。遗传方式有常染色体显性遗传、常染色体隐性遗传和性连锁隐性遗传3 种。

【临床表现】

(1)出生时即有,静止或缓慢生长。肿瘤长大明显时可影响视力。

(2)肿物多位于颞下方球结膜及角膜缘处,有时位于角膜中央,仅遗留周边角膜。

(3)肿物多为表面光滑黄色圆形实体,表面有纤细的毛发。

(4)少数患者角膜缘处可出现多个皮样瘤。

(5)可合并耳部畸形和脊柱异常,称为 Goldenhar 综合征。

【诊断】

根据出生时就发生,球结膜或角膜缘处圆形黄色实体肿物,可以诊断。

【治疗原则】

(1)根据病变在角膜的位置、大小选择单纯手术切除或联合角膜移植手术。

(2)位于角膜缘的肿物,可行半月形、带有角膜缘的板层角膜移植手术。

(3)位于角膜中央者应及早手术,并行板层角膜移植手术,如发现皮样瘤组织已侵犯角膜全层,需要穿透性角膜移植手术。

【治疗目标】

切除肿瘤,维持角膜完整性。

二、角膜上皮内上皮癌

本病又称为 Bowen 病或原位癌,是一种癌前期角结膜角化不良。多见于老年男性,单眼发病,病程进展缓慢。病理组织学表现为细胞呈现多形性,分裂象增多,上皮角化不良,间变明显,上皮细胞的基底膜仍然完整。

【临床表现】

(1)在睑裂区,肿瘤常由角膜缘开始,同时向结膜和角膜伸展。

(2)肿瘤呈现灰白色半透明样隆起,有血管时呈现红色胶样扁平隆起,界限清晰。

(3)肿瘤发展缓慢,经若干年病变也可以只局限在上皮内;有时也可以向眼内蔓延。

【诊断】

(1)根据角膜缘或角膜上灰白色肿物,病程发展缓慢的特点,可以诊断。

(2)根据组织病理学检查结果可以确诊。

【治疗原则】

(1)根据肿瘤大小、部位,选择单纯手术切除或联合板层角膜移植手术。

(2)病变限局者,易于手术彻底切除。

(3)角膜广泛受累者,可行全角膜板层切除,同时行全角膜板层移植术。

(4)已有眼内侵犯时行眼球摘除或眶内容摘除。

(5)术后易复发,应定期随诊。

【治疗目标】

切除肿瘤,尽量维持角膜完整性。

三、角结膜鳞癌

本病发病原因不明。可发生于角膜溃疡遗留的瘢痕上或翼状胬肉手术后或创伤后,也可以原发于健康的角膜上。多见于 40～60 岁者,以男性居多。

【临床表现】

(1)睑裂区角膜缘部为好发部位,尤其以颞侧多见。

(2)初发时肿瘤呈现灰白色胶样隆起,或呈泡状,很快增大至杏仁状。

(3)肿瘤肥厚无蒂,富于血管,呈现粉红色乳头状或疣状肿块,触之易出血。

(4)可以沿眼球表面组织扩展,也可以向眼内转移。

【诊断】

(1)根据肿瘤的形态、外观和部位,可以诊断。

(2)肿瘤组织的组织病理学检查可确诊。

【治疗原则】

(1)早期彻底局部切除。

(2)如标本切缘未见肿瘤细胞则手术后毋需辅助治疗。

(3)角结膜广泛受累者,可行眼球摘除或眶内容剜出术。若患者不同意,可试行 90S β 射线或软性接触性 X 线照射治疗。

(4)术后应密切随访。

【治疗目标】

完整切除肿瘤。

四、角结膜色素痣

本病是一种先天性良性肿瘤。其病理组织学表现为痣细胞小、核浓缩、胞浆稀少。根据病理组织学特点,色素痣可分为交界痣、上皮下痣、混合痣和蓝痣四种类型。

【临床表现】

（1）一般无刺激症状。

（2）角膜缘的结膜色素痣一般为棕色或黑色，扁平或轻度隆起，境界清楚。有时可以扩展到角膜周边部，也可以导致周边部角膜的脂质沉着。

（3）在球结膜一侧，其深度不会超过结膜固有层，能随结膜而被推动。

【诊断】

根据角膜缘静止性的棕色或黑色实体肿物，可以诊断。

【治疗原则】

（1）一般无需特殊治疗。

（2）影响美容时可以切除，但须彻底。

（3）交界痣和混合痣有低度恶变倾向。一旦发现恶变倾向，应手术彻底切除，以免复发。切除的组织须送病理检查。

【治疗目标】

观察。怀疑有恶变倾向时，行手术切除，并送病理检查。

五、角结膜恶性黑色素瘤

本病是一种发生于角结膜组织的恶性肿瘤。组织学上分为上皮样细胞型、纺锤细胞型、痣样细胞型和混合细胞型。确切病因不明。恶性黑色素瘤可源于交界痣或混合痣，或源于原发性获得性黑色素沉着痣，或为新发。多于 40～60 岁时发病，30 岁前罕见。

【临床表现】

（1）瘤体隆起，分叶或结节状，肿瘤发展较快。

（2）有时出现血性泪水。

（3）结膜黑色素瘤常侵犯角膜缘，并累及周边部角膜。有些则沿角膜缘环行扩展。

（4）成人期的黑色素痣和原发性获得性黑色素沉着症若病灶增厚、扩大，色素和血管增多，或黑色素痣与巩膜粘连，都应视为恶性黑色素瘤的可能征象。

（5）根据肿瘤色素的多少，恶性黑色素瘤可表现为黑色、棕色或淡红色。

（6）恶性黑色素瘤可以沿眼表蔓延，也可以侵入眼内和全身转移。

【诊断】

(1)根据患者为中老年,肿块生长迅速,并富于色素和血管,可以诊断。

(2)必要时行活检进行病理组织学检查。

【治疗原则】

(1)首先对怀疑为恶性黑色素瘤的病灶组织做活检,如病灶局限,则将整个瘤体切除以明确诊断。

(2)边缘切除干净,无肿瘤细胞者应定期密切随访。

(3)切缘残留可疑肿瘤细胞浸润者,对可疑范围做冷冻治疗,或在5周内行600~1000rd 的 β 射线治疗。

(4)原发性获得性黑色素沉着症恶变的病例,对可疑范围做结膜和角巩膜板层切除,继以冷冻治疗。

(5)眼内和眶内已经被肿瘤波及,或手术与放疗后复发的病例可行眶内容物剜出术。但至今未能确切评估其对延长生命的意义。

【治疗目标】

完整切除肿瘤。

第十章 葡萄膜疾病

第一节 葡萄膜炎

葡萄膜炎多发于青壮年,易转为慢性和反复发作,临床上治疗棘手,在致盲眼病中占有重要地位。

葡萄膜炎按病变部位可分前葡萄膜炎、后葡萄膜炎;按炎症性质可分为化脓性葡萄膜炎和非化脓性葡萄膜炎,后者又可分为肉芽肿性和非肉芽肿性。

一、前葡萄膜炎

【病因】

1.化脓性葡萄膜炎 主要为细菌及螺旋体感染、病毒感染、真菌感染及寄生虫感染引起。

2.非化脓性葡萄膜炎 主要为风湿性疾病伴发的葡萄膜炎和自身免疫性葡萄膜炎。

3.特发性葡萄膜炎 伪装综合征:视网膜母细胞瘤、脉络膜黑色素瘤、淋巴瘤,全身肿瘤眼内转移。其他:青-睫综合征、糖尿病、多发性硬化等。

【诊断】

患者感到眼痛、流泪、畏光、视物模糊。病情迁延或反复发作,引起并发性白内障和继发性青光眼时视力明显下降,眼部检查见睫状充血或混合性充血,角膜内皮受损和炎性细胞反应出现。

根据临床和病理特点很难确定葡萄膜炎的病因,但它对确定葡萄膜炎的类型、预后及对治疗的反应还是有一定帮助的。值得重视的是,一些类型的葡萄膜炎有时可以表现为肉芽肿性炎症,在某一阶段又表现为非肉芽肿性炎症,在临床检查时应加以注意(表 10-1-1)。

表 10-1-1　　肉芽肿性和非肉芽肿性葡萄膜炎的鉴别

鉴别项目	肉芽肿性葡萄膜炎	非肉芽肿性葡萄膜炎
发病	隐匿	急性
病程	长,慢性	短,易复发
睫状充血	+	+++
疼痛,畏光、流泪	-～+	++～+++
KP	羊脂状	尘状
前房闪辉	++～+++	
房水细胞	+	++～++++
前房积脓	无	可有
虹膜结节	有	无
眼后段受累	常见	少见
玻璃体浑浊	雪球状,串球状	多数尘状
脉络膜	结节状损害	弥漫性水肿
病理检查	上皮细胞、类上皮细胞、巨噬细胞形成结节	淋巴细胞、浆细胞、中性粒细胞浸润

急性前葡萄膜炎临床上应注意并发症的发生,如炎症反复发作或转为慢性,可出现并发性白内障、继发性青光眼、低眼压性眼球萎缩等并发症。

【治疗】

1.扩瞳　急性虹膜睫状体炎的治疗首先应立即扩瞳,目的是防止和扯开虹膜后粘连,解除睫状肌、瞳孔括约肌痉挛,以减轻充血、水肿及疼痛,避免并发症,促进炎症恢复。临床上选用阿托品眼膏、托吡卡胺眼液、结膜下注射散瞳药。

2.糖皮质激素的应用　选用 0.2% 醋酸氢化可的松、0.5% 醋酸氢化可的松,用 0.1% 醋酸地塞米松、醋酸泼尼松龙、0.1% 地塞米松磷酸盐溶液滴眼。

3.非甾体消炎药滴眼药　用双氯芬酸钠、阿司匹林、吲哚美辛等,此类药物能抑制花生四烯酸代谢产物引起的炎症。如外伤后、手术后立即出现葡萄膜炎,采用非甾体类消炎眼药制剂有较好的治疗效果。

4.抗生素滴眼药　抗生素滴眼药临床少用,对细菌性眼内炎症可考虑使用。

5.抗病毒滴眼液 无环鸟苷、疱疹净等滴眼剂用于治疗单纯疱疹病毒和带状疱疹病毒引起的前葡萄膜炎有辅助作用。

6.中医中药 用于治疗前葡萄膜炎的中药以疏风清热、凉血解毒、清肝泻火类等药物为主。

二、中间葡萄膜炎

中间葡萄膜炎是一类累及睫状体平坦部、玻璃体基底部、周边视网膜和脉络膜的炎症性和增生性疾病。

【诊断】

(1)起病隐匿,可无任何症状。患者有时可出现黑矇、视物模糊、暂时性近视、视力下降、眼痛和眼红等表现。

(2)病程发展出现玻璃体雪球样浑浊和睫状体平坦部雪堤样改变,伴周边视网膜静脉炎及前房炎症反应。

【治疗】

在视力低于 0.5 时可选用糖皮质激素、激光、免疫抑制药等治疗方法。出现前房炎症,可给予 0.1%醋酸地塞米松眼液治疗;在药物治疗无效时,可选用玻璃体切除术。

三、后葡萄膜炎

后葡萄膜炎是一组累及脉络膜、视网膜、视网膜血管和玻璃体的炎症性疾病。患者常伴视网膜血管炎,晚期形成晚霞状眼底,可出现黄斑表面皱褶、黄斑及视盘水肿、视网膜血管炎、视网膜脱离、视网膜下新生血管及眼球萎缩等并发症。

【诊断】

1.体征 后葡萄膜炎常见体征有:①玻璃体内炎症细胞和浑浊;②局灶性视网膜浸润;③视网膜血管炎;④黄斑水肿。

2.临床表现 临床上表现为脉络膜、视网膜色素上皮或深层网膜的白色病灶性疾病,有文献指出称为"白点综合征";出现消散性白点综合征、多灶性脉络膜炎和全葡萄膜炎、急性视网膜色素上皮炎、多灶性鳞状色素上皮病变及视网膜下纤维化和葡萄膜炎综合征等。

3.辅助检查 辅助检查对一些后葡萄膜炎有重要价值(表 10-1-2)。

表 10-1-2 **临床常见葡萄膜炎的辅助检查**

葡萄膜炎类型	实验室检查
Behcet 病	HLA-B5 或 Bsl,皮肤过敏反应性试验
Vogt-小柳原田综合征	超声波检查,疾病早期脑脊液检查 HLA－DR4 和 DRw53 检测
类肉瘤病	胸部 X 线检查,血清血管紧张素转换酶、结膜或泪腺活检,泪腺扫描、肺泡灌洗液细胞学检查、Kveim 试验
结核	胸部 X 线检查,结核菌素皮肤试验
梅素	血清荧光密螺旋体吸附试验(FTA－ABS),性病研究实验室试验(VDRL)
急性视网膜坏死综合征	抗单纯疱疹病毒抗体和带状疱疹病毒抗体测定,活检行病毒分离、培养和 PCR 测定
巨细胞病毒性视网膜炎	血、尿、眦内液病毒培养,PCR 测定
淋巴瘤	玻璃体、视网膜、脉络膜活检
视网膜母细胞瘤	玻璃体及视网膜活检
眼弓形虫病	房水和血清抗弓形虫测定,PCR 检测,淋巴结分离弓形虫
眼蛔虫病	抗蛔虫抗体
念珠菌性视网膜炎	血、尿、眼内液培养
Lyme 病	抗 Burgdorferi 螺旋体抗体(IgG、IgM)检测
布氏杆菌感染	眼组织标本或其他标本培养、抗体测定
眼组织胞浆菌病	组织胞质菌素皮试,血沉、C3、C4 测定,蛋白电泳
视网膜血管炎	溶菌酶测定,血清血管紧张素转换酶、抗核抗体结核菌素试验,胸部 X 线检查

【治疗】

1.葡萄膜炎的治疗原则 消除炎症,保存视力,以预防并发症为前提,应根据患者所患葡萄膜炎的类型立即选择可靠的治疗方案。

2.糖皮质激素的应用 眼局部应用具有效果好、不良反应少,尤其对单侧的后葡萄膜炎。

3.选用免疫抑制药。

4.联合用药 ①糖皮质激素和环磷酰胺;②糖皮质激素和硫唑嘌呤;③糖皮质激素和苯丁酸氮芥;④糖皮质激素和环孢素 A;⑤苯丁酸氮芥和环孢素 A;⑥硫唑

嘌呤和苯丁酸氮芥等。在联合用药时各自用药量一般小于单独用药剂量,这样可以减少各自的不良反应。

第二节　葡萄膜囊肿和肿瘤

一、虹膜囊肿

虹膜囊肿是少见的单眼病变,可分为原发性和继发性两类。原发性虹膜囊肿可发生于虹膜色素上皮层或基质层。继发性虹膜囊肿可因内眼手术、眼外伤、长期滴用缩瞳剂后、炎症渗出和寄生虫感染等原因所引起。

【临床表现】

(1)原发性一般为静止,无症状。发生于色素上皮的虹膜囊肿为深棕色、圆形或椭圆形囊样小体,透照试验阳性。它可位于瞳孔缘、虹膜中周部或虹膜周边部。发生于基质层的虹膜囊肿见于儿童,囊肿的前壁清晰,包含液体。

(2)继发性发生手术后和外伤后的虹膜囊肿包含液体,囊肿前壁清楚。囊肿常增大,可导致前葡萄膜炎和继发性青光眼。

(3)炎症渗出性和寄生虫性虹膜囊肿可伴有前房炎症反应。

(4)如果囊肿向后房膨出,则经瞳孔区可见到虹膜后方黑色隆起团块。

【诊断】

(1)根据虹膜改变的形态,可以诊断。

(2)超声扫描,有助于确诊。

【治疗原则】

(1)对于无症状或较小的虹膜囊肿,应密切观察。

(2)对于炎症渗出性虹膜囊肿,可给予糖皮质激素治疗。

(3)采用激光光凝治疗。

(4)手术治疗尽可能彻底切除,以免复发。

【治疗目标】

根据虹膜囊肿的大小以及有无并发症,给予相当的处理。

二、脉络膜血管瘤

脉络膜血管瘤即是 Sturge-Weber 综合征的眼底表现,是母斑病中的一种。它是在先天血管发育不良的基础上发展起来的一种良性肿瘤。可孤立地出现于眼底后极部,或弥漫地侵入大部分脉络膜。

【临床表现】

(1)眼前有黑影、视力减退、视物变小变形。随着病程进展,视力与视野不断恶化,最终失明。

(2)眼底所见

①多位于眼底后极部,邻近视乳头或黄斑区,为杏黄色或橘红色、圆形或近似球形的隆起,表面可有色素沉着。

②后照法透红光。大多伴有不同程度的浆液性视网膜脱离。

③视网膜呈微囊样变性。视网膜血管细窄。甚至发生视网膜和视神经萎缩。

(3)荧光素眼底血管造影视网膜动脉充盈前期出现似脉络膜血管形态的强荧光。渗漏迅速,融合扩大,出现浓密的强荧光。其间有更高的荧光亮点,持续至晚期不退。肿瘤表面及边缘处的色素的增生,遮挡荧光或为低荧光纹或斑点。有时可见视网膜毛细血管扩张。

(4)超声检查 A 型超声表现为内反射强,波峰与波峰的间隔和高度相似,波谷与波谷的间隔和高度也相似,排列均匀。B 型超声显示扁平隆起的病灶,常伴有浆液性视网脱离。

(5)视野由于肿瘤压迫血管,可出现视神经缺血的视野改变。长期视网膜下积液,亦导致视野相应缩窄。

【诊断】

(1)根据眼底所见,可以诊断。

(2)荧光素眼底血管造影、超声扫描有助于诊断。

【治疗原则】

1.激光光凝　采用氩激光或氪激光光凝,操作方便,定位准确,可直接封闭瘤体表面来自脉络膜的血管,使其不再渗漏。术后脱离的神经上皮与色素上皮粘连,促进黄斑部视网膜脱离复位。

2.经瞳孔温热疗法　系用 810nm 红外激光大光斑 2mm 或 3mm,以 60 秒或更长时间照射,促使瘤体表面血管萎缩。可反复治疗,方便易行。

【治疗目标】

稳定视力,瘤体萎缩,荧光素眼底血管造影无渗漏。

三、脉络膜痣

脉络膜痣常为先天性改变,由来自神经嵴的含不同色素不典型而又良性的黑色素细胞(痣细胞)组成。多数脉络膜痣局限于脉络膜毛细血管层以外的脉络膜组织内。但也累及脉络膜毛细血管层。

【临床表现】

(1)好发于眼底后极部或赤道部。大小变异很大,直径为 0.5～10mm。可为单眼单个或多个,也可双眼同时发生。

(2)非黄斑区的脉络膜痣无主观症状。黄斑区附近的脉络膜痣可有渗出性视网膜神经上皮脱离,引起视物模糊、小视症和视物变形等症状。

(3)眼底表现

①为扁平圆形、石灰色、微隆起、表面光滑、边缘清楚但不太规则的病变。

②肿物所含色素量不等,颜色深浅不一。有的痣部分有色素,部分无色素。偶有无色素的痣。

③病变表面可有橙色的色素斑、玻璃膜疣。病变位于黄斑部时常有渗出性视网膜脱离。有时在痣的周围有一圈黄色或不规则的光晕,称为晕轮痣。

(4)荧光素眼底血管造影

①根据痣内色素多寡、位于脉络膜组织的深浅、视网膜色素上皮改变情况,有不同的荧光表现。痣内色素少荧光就强,反之则呈弱荧光。

②脉络膜痣位于脉络膜深层时,荧光素血管造影相对正常。如脉络膜痣较厚并侵占或替代脉络膜毛细血管时,则显示低荧光。

③大而厚的脉络膜痣可使其表面视网膜色素上皮有改变,而呈斑驳状荧光,脉络膜背景荧光增强。

(5)视野检查有与脉络膜痣相对应的视野缺损。

【诊断】

(1)根据病变的位置、大小、形态特征,及定期观察多年大小不变,可以诊断。

(2)荧光素眼底血管造影和超声扫描有助于诊断。

【治疗原则】

无需治疗。

【治疗目标】

随诊观察。

四、脉络膜恶性黑色素瘤

脉络膜恶性黑色素瘤是成人常见的眼内恶性肿瘤。在我国仅次于视网膜母细胞瘤为第二位眼内恶性肿瘤。根据其在眼底的生长形态,可分为结节型和弥漫型。

【临床表现】

(1)肿瘤位于黄斑区时,早期会有视物变形、小视或大视、色觉改变、相对性或绝对性视野缺损等表现。

(2)肿瘤位于眼底周边部时可无自觉症状。

(3)晚期时,可有眼压高、眼红、眼胀、头痛,甚至恶心、呕吐、眼痛及眼球突出等表现。

(4)眼底所见

①结节型多见。为高低不平的局限隆起,表面有黄白色玻璃膜疣及棕色色素颗粒。肿瘤生长顶端突破玻璃膜后,迅速向视网膜下增大,形成蘑菇状形态。视网膜呈现无孔性波浪状实体性脱离。

②晚期因肿瘤高度坏死,瘤体血管或瘤体表面视网膜血管破裂而致玻璃体内大量积血。瘤细胞种植到虹膜和前房角,可发生继发性青光眼。虹膜有新生血管形成,导致新生血管性青光眼。有时并发眼内炎、全眼球炎和并发性白内障。

③临床上结节型脉络膜恶性黑色素瘤小于 $7mm \times 7mm \times 2mm$ 者为较小的肿瘤,大于 $(7 \sim 10)mm \times (10 \sim 15)mm \times (3 \sim 5)mm$ 者为中等大小的肿瘤,大于 $15mm \times 15mm \times 3mm$ 者为大肿瘤。

④弥漫型少见。沿脉络膜平面发展,使脉络膜普遍增厚。眼底表现类似转移性脉络膜肿瘤,或为橘红色、稍发暗的广泛的浆液性视网膜脱离。

(5)荧光素眼底血管造影

①造影早期肿瘤部位为无荧光背景上出现斑驳状荧光。如果肿瘤表面视网膜有破坏,则出现迂曲回旋的异常血管形态,荧光素迅即渗漏,融合成片。

②动静脉期一些肿瘤血管与视网膜血管同时显示荧光,呈双循环现象。随荧光造影时间延长,出现更强的荧光点。在肿瘤边缘可见视网膜血管扩张。肿瘤全

部呈现高、低荧光混杂的斑驳状态。

③造影晚期肿瘤部位表现为较弥漫性荧光,其外围有高荧光晕或弧。

(6)视野检查有与肿瘤部位相对应的视野缺损。

(7)超声扫描可显示:蘑菇状或圆顶状,低到中等的内反射,内部结构较规则,有血液循环。

(8)磁共振(MRI):能较好地显示肿瘤与视网膜下的积液。T1WI 显示肿瘤为中或高信号;T2WI 像上显示肿瘤为低信号,视网膜下的积液为高信号。即使黑色素瘤很少,仅 1cm 厚度,MRI 便可显示。无色素性脉络膜黑色素瘤缺乏此特征。

【诊断】

(1)根据症状和眼底改变,可以诊断。

(2)巩膜后透照检查、荧光素眼底血管造影、超声扫描、CT 和 MRI 检查,有助于确诊。

【治疗原则】

1.定期观察　如果初诊患者的肿瘤较小或中等大小并生长缓慢者,应每 3~4 个月定期随访。如无变化,每 6 个月复查 1 次。以后如病情无变化,可改为每 0.50 年随访。

2.光凝治疗　适应证为:①肿瘤高度小于 5D,范围 30°。②肿瘤表面无视网膜脱离。③肿瘤部位必须易被光凝包绕。④肿瘤不临近视乳头或在视网膜中央血管环内。⑤屈光间质清晰。⑥瞳孔能充分散大。⑦肿瘤表面没有大的视网膜血管经过。⑧能定期复查。

3.放射治疗　行质子光束照射或氦离子放射,既可保持视力又不损伤患者的生存。也可用镥敷贴器、碘敷贴器及金敷贴器等治疗。

4.局部切除　适应证为:①经过观察,肿瘤确为生长活跃,肿瘤基底部尚未超过 4 个钟点的睫状突范围。②肿瘤确为逐渐长大,位于眼球后极而近赤道或赤道部,直径<15mm。

5.眼球摘除　适应证为:①就诊时肿瘤很大,且失明,放疗或局部切除手术均不可能施行。②已有视网膜全脱离或并发青光眼的患眼。③经过多次随访,证实小的或中等大的肿瘤继续长大,并侵及视神经实质。

6.眶内容物剜出术　适用于脉络膜恶性黑色素瘤已向眼外伸展,或眼球摘除术后眶内有肿瘤复发,但尚无全身性黑色素瘤转移者。

【治疗目标】

根据不同情况分别给予定期观察、光凝、放射和手术等治疗。肿瘤生长停止或缩小,渗出性视网膜脱离消退。

五、脉络膜转移癌

脉络膜转移癌为其他部位的恶性肿瘤细胞经血运或淋巴系统转移到眼内组织。可为单眼或双眼先后发病。好发于中、老年患者。原发癌多为乳腺癌、肺癌,其次为消化道癌。

【临床表现】

(1)可无任何症状。80%的患者因肿瘤位于眼底后极部,可有视力减退并有闪光感、羞明及视物变形。少部分患者因癌肿压迫睫状神经,在早期就有眼痛及头痛。也有并发新生血管性青光眼的病例。

(2)眼底所见

①肿瘤呈奶黄色或灰黄色、鳞片状或圆形的扁平隆起。有时肿瘤在眼内为多结节状,生长较快。

②肿瘤上或旁可有黄白渗出或出血。有些肿瘤表现为圆顶状高度隆起,表面有色素上皮继发性的增生或游走。个别病例癌瘤穿破玻璃膜增长如蕈状。

③病程长者,会发生继发性视网膜脱离,可局限于肿瘤附近黄斑区,或脱离广泛,视网膜下液体可随头位改变而移动,尤其肺癌转移时,还可有周边部脉络膜渗漏如葡萄膜渗漏综合征。

④如肿瘤向前至睫状区,上巩膜血管可被充盈迂曲,患眼疼痛。

⑤因肿瘤生长快,短期内眼底就有较大变化。

(3)荧光素眼底血管造影

①造影早期瘤体表现为无脉络膜背景荧光的暗区,看不到任何血管形态。

②动静脉期可见视网膜血管爬行其上,常伴有毛细血管扩张及血管瘤样改变。

③肿瘤区内逐渐出现斑点状荧光,常先出现于边缘部,有时可有轻度渗漏和融合,其间夹杂遮挡荧光斑片,使整个病变区成斑驳状。晚期仍然很强。

(4)视野病变相应处视野缺损。如有视网膜脱离,视野缺损远较视网膜脱离范围为小。

(5)超声扫描转移癌的内反射为中等到高,内部结构不规则。少数表现为低反射。

【诊断】

(1)根据视力减退、浮体飘动及闪光感,和眼底的特征性改变,可以诊断。

(2)荧光素眼底血管造影、超声扫描和视野检查有助于确诊。

【治疗原则】

(1)尚未确诊眼内转移癌前,勿轻易使用糖皮质激素,避免癌瘤细胞蔓延,恶化病情。

(2)极少数扁平生长不活跃的脉络膜转移癌,其表面有成堆的色素上皮,并没有视网膜脱离时,可以随诊观察。如果脉络膜转移癌呈弥漫发展,并有视网膜脱离者,应积极治疗原发癌。并每隔 2～4 个月定期复查眼底。

(3)对黄斑区受累者,放射治疗可使肿瘤变小,视网膜脱离消失,视力可有所提高。

(4)除患者因继发性青光眼,疼痛难忍外,不必摘除眼球。

【治疗目标】

根据肿瘤的大小、位置,进行观察,或行放射治疗。

六、脉络膜骨瘤

脉络膜骨瘤是一种骨性迷离瘤。好发于女性。双眼居多,可同时发生或间隔数年。患者一般无全身疾病或家族史。

【临床表现】

(1)视力下降,眼前出现旁中心暗点,或有复视、视物变形。可伴有同侧偏头痛。偶尔伴有恶心、喷射性呕吐等。

(2)眼底所见

①眼底后极部视乳头黄斑区有黄白色、卵圆形或不规则如地图状或扇贝状的轻微隆起的肿物。多数脉络膜骨瘤邻近或绕视乳头。

②病变周围呈橙红色,边界圆钝不整齐有如伪足状。肿瘤大小和隆起度不等,表面凹凸不平,有棕色素沉着,有时有出血。

③肿瘤表面可见由微小血管分枝组成的血管丛。很多脉络膜骨瘤侵犯黄斑区,并可有新生血管膜出血、浆液性视网膜脱离。

(3)荧光素眼底血管造影:造影早期病变处为强荧光。造影过程中荧光逐渐加强。造影晚期呈斑驳状荧光染色。如有视网膜下新生血管,早期可有网状的荧光素渗漏,色素和出血会遮挡荧光。

(4)超声检查显示超高的反射和极强的声影。

(5)CT 检查眼底后极部有 CT 值增高与骨密度相同的病灶。

【诊断】

(1)根据症状和眼底所见,可以诊断。

(2)荧光素眼底血管造影、超声检查和 CT 检查有助于确诊。

【治疗原则】

(1)激光光凝可用不同波长封闭血管渗透点。

(2)经瞳孔温热疗法促使肿瘤萎缩,即使病变侵犯黄斑区亦可采用。

【治疗目标】

控制瘤体大小,保护视功能。

第三节　葡萄膜先天性异常

1.无虹膜　无虹膜是一种少见的眼部先天畸形,几乎都是双眼受累。

(1)发病机制:不明,属常染色体显性遗传。

(2)组织病理学特点:前房角有一条肌肉组织发育不全或缺如的细小虹膜组织残端,小梁变异,睫状突稀少或缺如 Schlemm 管缺如。

(3)临床表现:有畏光及各种眼部异常引起的视力低下。

(4)体征表现:为虹膜完全缺失,可直接看到晶状体赤道部边缘、悬韧带及睫状突。常伴有角膜、前房、晶状体、视网膜和视神经异常。

(5)较多患者因进行性角膜、晶状体浑浊或青光眼而失明。

(6)为减轻畏光不适,可戴有色眼镜或角膜接触镜。

2.虹膜缺损　虹膜缺损分为典型性和单纯性缺损两种。

(1)典型性虹膜缺损:系由先天性胚裂闭合不全所致,表现为下方的完全性虹膜缺损,形成梨形瞳孔,尖端向下,其缺损边缘为色素上皮所覆盖,常伴有其他眼部先天畸形,如睫状体或脉络膜缺损等。

(2)单纯性虹膜缺损:为不合并其他葡萄膜异常的虹膜缺损,多为常染色体显性遗传,表现为瞳孔缘切迹、虹膜孔洞、虹膜周边缺损、虹膜基质和色素上皮缺损等,多不影响视力。

(3)多无须治疗。

3.瞳孔残膜　为胚胎时期晶状体表面的血管膜吸收不全的残迹。有丝状和膜状两种,一般一端始于虹膜小环,另一端附着在对侧的虹膜小环外,或附着于晶状体前囊。通常不影响视力和瞳孔活动,不需要治疗。对于影响视力的较厚的瞳孔残膜,可行手术或激光治疗。

4.脉络膜缺损　分为典型和非典型缺损两种。

(1)典型的脉络膜缺损:系眼泡胚裂在形成和闭合期受到干扰造成胚裂闭合不全所致。多双眼发生,位于视盘鼻下方,也有包括视盘在内。缺损区表现为无脉络膜,通过菲薄的视网膜可透见白色巩膜,边缘多整齐,有色素沉着,常伴有小眼球、虹膜异常、视神经异常、晶状体缺如以及黄斑部发育异常等。

(2)非典型缺损者:较少见,多为单眼,可位于眼底任何部位,以黄斑区缺损最多见,中心视力丧失,其他与典型者相似。

(3)无特殊治疗,并发视网膜脱离时可行手术治疗。

第十一章　巩膜疾病

巩膜由胶原纤维与弹性纤维构成,表面由球结膜和眼球筋膜所覆盖,构成眼球的保护层,维护眼球形态。因不与外界接触,故化脓性感染少见,多为炎性肉芽肿性增生反应。巩膜病的临床特点为病程迁延,治疗反应缓慢而且易于复发。

第一节　巩膜外层炎

巩膜外层炎为巩膜表层组织和球筋膜的炎症,常发生于角膜缘至直肌附着线的区域内。女性发病率是男性的 2 倍,好发于 20～50 岁,临床上有两种类型:周期性巩膜外层炎和结节性巩膜外层炎。

【病因】

与外源性抗原抗体所致过敏反应有关。约 30% 病例合并有全身变态反应性疾病,如结节性红斑、接触性皮炎等。部分病例合并有全身代谢性疾病,如痛风。有时发现女性患者发病与月经周期同步变化,故推测可能与内分泌失调有关。

【诊断】

（一）临床表现

1.结节性巩膜外层炎

(1)每次发病持续约 4～5 周,易复发。

(2)巩膜表层有局限性结节隆起,直径约数毫米,呈暗红色,结节可有数个。结节周围结膜充血、水肿。有疼痛、压痛及轻度刺激症状。常合并轻度虹膜炎。

(3)部分患者伴全身性疾病,如风湿性关节炎、痛风等。

(4)大多数患者不一定要进行有关免疫学实验检查,但类风湿因子、尿酸或其他免疫学检查在诊断不明时仍应进行。

2.周期性巩膜外层炎

(1)呈周期性发作,间隔 1～3 个月,每次发病通常持续 7～10 天,病程可能持续 3～6 年或更长,妇女月经期发作多见。

(2)发病伴有轻度刺激症状,视力多不受影响,可伴有神经血管性眼睑水肿。

(3)病变部位巩膜表层和球结膜呈弥漫性水肿,紫红色。复发部位不固定。

(二)鉴别诊断

1.泡性结膜炎结膜鲜红色充血,结节能随结膜移动。

2.深层巩膜炎眼部疼痛剧烈,常有多个结节,易蔓延至角膜形成硬化性角膜炎。常向深部蔓延而引起色素膜炎(葡萄膜炎)。炎症消退后,病变区巩膜结瘢变薄,呈淡蓝色,重症者可形成巩膜葡萄肿。

【治疗】

1.针对病因治疗。

2.局部应用皮质激素滴眼剂,并口服非甾体抗炎药,如吲哚美辛(消炎痛)等。必要时口服皮质类固醇药物或结膜下注射曲安奈德。

第二节　巩膜炎

巩膜炎是巩膜基质层组织的炎症,较少见,根据发病部位分前巩膜炎和后巩膜炎。

【病因】

病因不明,可能与下述因素有关。

1.结缔组织病。与自身免疫有关的结缔组织病,如类风湿、红斑狼疮、结节性多动脉炎、结节病、Wegener 肉芽肿病等。

2.外源感染如细菌、真菌、单纯疱疹病毒、带状疱疹病毒感染,较少见。

3.内源性感染多为非化脓性肉芽肿性炎症,如结核、梅毒等。

【诊断】

(一)临床表现

1.前巩膜炎

(1)病变位于赤道前部,双眼先后发病。

(2)症状:眼红,痛,视力减退。

(3)眼部检查:①弥漫性前巩膜炎。结膜及前部巩膜充血肿胀,病变中心呈淡紫色,有触痛。②结节性前巩膜炎。局部隆起,炎性结节位于深层巩膜,较固定,因触痛明显而拒按。结节可呈浸润发展,围绕角膜缘全周形成堤状隆起,又称球形巩膜炎,此时眼球呈暗紫色。该病常侵犯角膜,在临近角膜出现三角形或舌状浸润炎症,痊愈后角膜上留有白色混浊,称硬化性角膜。③坏死性前巩膜炎。以局限性炎性浸润为特点,病变区呈紫蓝色调,无血管,形成坏死灶。愈后病变区巩膜菲薄,显露葡萄膜。

2.后巩膜炎

(1)病变位于赤道后方及视神经周围的巩膜。

(2)症状:眼眶深部疼痛及压痛,疾病初期视力不受影响,但重症晚期视力明显减退。

(3)眼部检查:眼睑常有水肿,眼球轻度突出,球结膜水肿,偶有眼球运动障碍。眼底检查可发现脉络膜皱褶、渗出性视网膜脱离、黄斑部水肿、视神经乳头水肿等。

(二)鉴别诊断

1.眶蜂窝织炎:眼球突出明显,球结膜水肿则较轻。

2.眼球筋膜炎:大多数患者于短期内变为双侧性。炎症常开始于肌肉腱端,因此眼外肌的麻痹是重要的早期症状。

【治疗】

1.查明病因,针对病因治疗。

2.局部或全身应用皮质类固醇药物、非甾体抗炎药物口服。

3.免疫抑制剂可用于重症病例。常用的有环磷酰胺、苯丁酸氮芥等。

4.对严重坏死型巩膜炎病例,可考虑手术清除坏死组织,同时行巩膜修补术,以挽救眼球。

第十二章　晶状体疾病

第一节　白内障

一、年龄相关性白内障

年龄相关性白内障,过去称为老年性白内障,是晶状体老化过程中逐渐出现的退形性改变。

【诊断】

1.临床表现　双侧性,两眼先后发病,视力障碍出现的时间由于浑浊部位不同而不同。主要症状为渐进性、无痛性视力减退。由于晶状体吸收水分后体积增加,屈光力增强。因晶状体纤维肿胀和断裂,使屈光度不均一,可出现单眼复视或多视。因吸收水分晶状体纤维可有肿胀,注视灯光时可有虹视现象。由于光线通过部分浑浊的晶状体时发生散射,干扰视网膜上成像,可出现畏光和眩光。

(1)皮质性白内障最常见,按发展过程分4期。

①初发期:晶状体皮质出现空泡、水裂和板层分离。空泡为圆形透明小泡,位于前后皮质中央部或晶状体缝附近。水裂的形态不一,从周边向中央逐渐扩大。板层分离多在皮质深层,呈羽毛状。周边部皮质浑浊呈楔形,尖端向着晶状体中心、基底位于赤道部,形成轮辐状。散瞳后,应用检眼镜彻照法,可在眼底红光反射中看到辐轮状浑浊的阴影。此时瞳孔区的晶状体未累及,一般不影响视力。晶状体浑浊发展缓慢。可经数年才进入下一期。

②膨胀期或称未熟期:楔状浑浊渐发展,晶状体呈不均匀的灰白色浑浊。因晶状体吸收水分急剧膨胀,将虹膜向前推移,前房变浅,有闭角青光眼素质的患者,可引起急性闭角型青光眼发作,此期不宜用强散瞳药。视力明显减退,眼底难以

看清。

③成熟期:晶状体全部浑浊。晶状体体积恢复,前房深度亦恢复正常。视力明显减退至眼前手动或光感,但光定位和色觉正常。眼底不能窥入。从初发期到成熟期可经 10 几个月至数十年不等。及至成熟阶段,晶状体囊膜尚能保持原有的韧性和张力,此后逐渐向变性发展。因此在白内障成熟之前行白内障囊外摘除术、白内障超声乳化术及人工晶状体植入术是恰当的。

④过熟期:数年后晶状体内水分丢失使体积缩小、囊膜皱缩,晶状体纤维分解液化,棕黄色的核下沉,可随体位变化而移动,上方前房进一步加深,可因瞳孔区露出一部分而突然视力有所提高。虹膜失去支撑,可见到虹膜震颤。以上体征称为 Morgagnian 白内障。囊膜变性使通透性增加或小破裂,液化皮质漏出可诱发葡萄膜炎,即晶状体过敏性葡萄膜炎,皮质沉积堵塞房角引起继发性青光眼,即晶状体溶解性青光眼。悬韧带发生退行性改变,可引起晶状体脱位,晶状体脱入前房或玻璃体内引起继发青光眼。

(2)核性白内障:较皮质性白内障少见。发病年龄早,进展缓慢。浑浊由胚胎核开始渐发展到成人核完全浑浊。早期核呈黄色,很难与核硬化相鉴别。核硬化是生理现象,由于晶状体终生增长,晶状体核密度逐渐增加,颜色变深,透明度降低,但对视力无明显影响。晚期棕黄或深棕甚至棕黑色。早期散瞳彻照法检查,周边环形红光反射中,中央有一盘状暗影。远视力减退较慢,仅强光下瞳孔缩小时影响视力,屈光指数增加而呈现近视。由于中央与周边屈光力不同,形成晶状体双焦距,可产生单眼复视或多视。核变为棕黄或深棕甚至棕黑色后深视力减退显著,眼底已不能看清。这种核改变可持续很久而不变,可同时有皮质浑浊但不易成熟。

(3)后囊膜下白内障:后囊膜下浅层皮质出现由致密小点组成的棕黄色浑浊,外观呈锅巴状。由于浑浊位于视轴,早期出现视力障碍。进展缓慢,后期合并晶状体皮质和核浑浊,最后发展为成熟期白内障。

2.辅助检查　实验室检查晶状体内钠离子情况。手术前,应进行全身检查,如血压、血糖、血尿常规、心电图、X 线片、肝功能、凝血功能等,以及眼底检查如视功能、角膜、晶状体、眼压、角膜曲率半径和眼轴长度等。

3.诊断要点

(1)年龄在 50 岁以上,双眼发病。

(2)视力渐进性下降,终至仅存光感,光定位准确,色觉正常。

(3)裂隙灯检查见晶状体浑浊。

(4)排除引起晶状体体浑浊的局部眼病和全身性疾病。

4.鉴别诊断

（1）老年性晶状体核硬化：是晶状体老化现象，多不影响视力，经彻照法检查眼底可见瞳孔区为均匀红光，而核性白内障者可见核呈不均匀盘状暗影。

（2）葡萄膜炎：皮质性白内障的过熟期并发葡萄膜炎时应与葡萄膜炎相鉴别。前者眼部检查可见前房内游离晶状体皮质，前房加深，虹膜震颤，无瞳孔变小、虹膜无后粘连，晶状体缩小，核下沉，晶状体前囊膜破裂；葡萄膜炎晶状体形态完整。

【治疗】

目前仍以手术为主。当发展到患者因视力低影响生活与工作时，即需手术摘出。通常采用白内障囊外摘除（ECCE）联合人工晶状体（IOL）植入术；在某些情况下可行白内障囊内摘除术（ICCE），术后给予眼镜或角膜接触镜矫正视力。

二、先天性白内障

先天性白内障又称儿童白内障，是在胎儿发育过程中晶状体发育障碍而形成的浑浊或出生后第一年内发生的晶状体浑浊。各种影响胎儿晶状体发育的因素，都可引起先天性白内障。①遗传：约1/3患者与遗传因素有关，多属常染色体显性遗传。如伴有眼部其他先天异常，则常由主要异常的遗传方式决定，通常是隐性遗传或伴性遗传。②孕期感染：母亲妊娠期特别是头3个月宫内病毒感染（风疹、腮腺炎、麻疹及水痘等）、药物（糖皮质激素、抗生素特别是磺胺类药物等）或暴露于X线以及患代谢性疾病、营养及维生素极度缺乏等。可为单眼或双眼，多为静止性，少数在出生后继续发展，也有直至儿童期才影响视力。

【诊断】

1.临床表现

（1）分类及症状：按浑浊部位、范围和形态分为多种类型，常见的如下。

①前极白内障：因胚胎期晶状体泡未从表面外胚叶完全脱落所致。位于晶状体前囊正中局限性浑浊，大小不等，多为一圆点，多为双侧，静止不发展，影响视力不大，无需手术。可伸入晶状体皮质内或表面突出于前房内，因此又称锥形白内障，由前囊下上皮增生所致。

②后极白内障：因胎儿期玻璃体血管残留所致。位于晶状体后囊正中的局限性浑浊，静止但因浑浊接近眼球光学结点，故对视力有影响。多为双眼发生，浑浊点较大，对视力影响大者，可施行手术。

③冠状白内障：与遗传有关。晶状体皮质深层周边不浑浊，呈花冠状排列，为

双眼发生,静止性,很少影响视力。

④点状白内障:皮质有白色点状浑浊,双眼、静止,一般不影响视力。

⑤绕核性白内障:儿童期最常见的白内障。因晶状体在胚胎某一时期的代谢障碍所致,可能与胎儿甲状旁腺功能低下、低血钙及母体营养不足有关。为常染色体显性遗传,多为双眼。浑浊位于透明晶状体核周围的层间,因此又称板层白内障。有时在此层浑浊之外,又有一层或数层浑浊。最外层常有"V"形浑浊骑跨在浑浊带的前后,称为"骑子"。常为双眼、静止,视力明显减退。

⑥核性白内障:较常见,为常染色体显性遗传,少数为隐性遗传。胚胎核和胎儿核均受累,呈致密的白色浑浊而皮质完全透明。多为双眼发病,视力可明显减退。瞳孔缩小时视力障碍明显,瞳孔散大时视力显著增加。

⑦全白内障:以常染色体显性遗传为多见,少数为隐性遗传,极少数为性连锁隐性遗传。晶状体全部或近于全部浑浊,有时囊膜增厚、钙化,皮质浓缩。多为双眼,明显视力障碍。

⑧膜性白内障:先天性全白内障的晶状体纤维在宫内发生退行性变时,白内障内容全部液化,逐渐被吸收而形成膜性白内障。前后囊膜接触机化,两层囊膜间夹有残留的晶状体纤维或上皮细胞,使囊膜白内障呈厚薄不均的浑浊。可单眼或双眼,视力损害严重。

⑨其他:还有缝性白内障,为常染色体显性遗传,晶状体前后缝出现各种形式的浑浊,局限静止,对视力影响不大;纺锤形白内障,为贯穿晶状体前后轴,连接前后极的纺锤形浑浊;珊瑚状白内障,较少见,多有家族史,为常染色体显性遗传或隐性遗传,皮质呈珊瑚状,一般不发展,对视力有一定影响。

(2)其他症状:许多先天性白内障常合并其他眼病或异常,如斜视、眼球震颤、先天性小眼球、视网膜脉络膜病变、瞳孔扩大肌发育不良以及晶状体脱位、晶状体缺损、先天性无虹膜、先天性葡萄膜缺损、瞳孔残膜、大角膜、圆锥角膜、永存玻璃体动脉等。

2.辅助检查　　首先应进行染色体核型分析和分带检查。糖尿病、新生儿低血糖症者应进行血糖、尿糖和酮体检查。合并肾病者检查尿常规和尿氨基酸。怀疑合并代谢疾病者应进行血氨基酸水平测定。另外,同型胱氨酸尿症,应做同型胱氨酸尿的定性检查。尿苯丙酮酸阳性、尿氯化铁试验阳性,有助于明确苯丙酮尿症的诊断。如有甲状旁腺功能减退者,应查血清钙、血清磷浓度。还应做B超、视网膜电流图、视觉诱发电位、裂隙灯显微镜等检查,以预测白内障手术后视力恢复的情况。

3.诊断要点

(1)单眼或双眼发生。

(2)多数为静止性。

(3)晶状体有不同部位、不同程度的浑浊。

4.鉴别诊断 注意与先天性白内障有关的综合征鉴别诊断,如半乳糖性白内障、Lowe综合征、Marinesco-Sjogren综合征、Greag综合征、Marshall综合征等,以及与白瞳症的鉴别。

【治疗】

1.目标 恢复视力,减少弱视和盲目的发生。

2.治疗原则

(1)对视力影响不大的如前极、冠状和点状白内障可定期观察;明显影响视力的如全白内障、绕核性白内障,可行晶状体切除术或晶状体吸出术。

(2)尽早手术,一般在出生后4～5个月手术,以免造成弱视。但对风疹病毒引起的不宜过早手术,因手术可使潜伏在晶状体内的病毒释放出来,引起虹膜睫状体炎,甚至眼球萎缩。

(3)术后进行屈光矫正和弱视训练,防止弱视,促进融合功能的发育。常用的矫正方法有眼镜,适于双眼患者,简单易行,容易调整更换;角膜接触镜,适于大多数单眼的无晶状体患儿,但经常取戴比较麻烦,容易发生角膜上皮损伤和感染;IOL植入,由于显微技术的发展和IOL质量的提高,儿童施行IOL植入已被接受,尤其是单眼患者。

三、外伤性白内障

眼球钝挫伤、穿通伤和爆炸伤引起晶状体浑浊称为外伤性白内障。多见于儿童或年轻人,常单眼发生。由于外伤的性质和程度不同引起的晶状体浑浊也有不同的特点。

【诊断】

1.晶状体钝挫伤和撕裂伤 钝挫伤中,直接或间接的外力可导致白内障形成,晶状体囊的破裂、晶状体脱位或半脱位,这些外伤性改变可以稳定,但也可进行性加重,晶状体钝挫伤的并发症如严重炎症或青光眼可能最终影响视力。

2.开放性眼球外伤 常伴有眼球穿通伤,如囊膜破裂较大,由于房水迅速引起晶状体纤维肿胀与浑浊,立即发生白内障,乳白色浑浊物充满前房,甚至从角膜创口挤出,影响角膜内皮代谢,出现水肿浑浊并阻塞房水流出通道而引起眼内压升高,遂发生继发性青光眼。球内异物可导致晶状体特异性改变,含铁的异物可诱发亚铁离子沉着的铁锈症,导致铁锈色白内障;含铜的异物可在晶状体前囊引起向日葵样的白内障,这是铜锈症的突出临床表现。

3.其他 物理和药物因素有电、热、紫外线、微波及药物引起致病。

【治疗】

1.手术治疗 在治疗外伤性白内障时,即使无悬韧带断裂和囊膜破裂的证据,医师也应对这种并发症有所准备。如有明显的囊膜破裂合并絮状晶状体物质溢出,并伴有后节损伤或球内异物时,白内障妨碍上述治疗,应行一期白内障摘除。外伤性白内障并不是都呈进行性发展,许多可局限和无症状,所以除上述情况外应避免行一期白内障摘除。另外,晶状体前的炎症和纤维性改变,通过类固醇治疗可消退。

2.延期手术 可减少眼内炎症和出血的机会,而且术前能更准确地进行人工晶状体测算。手术指征应包括患者晶状体完全浑浊感视物不见。

3.人工晶状体植入 目前,国内外已有一些关于外伤后成人和儿童一期或二期成功地植入人工晶状体的回顾性研究,尚无外伤性白内障后人工晶状体植入时机的前瞻性研究。由于术后明显的炎症反应和依据对侧眼测算人工晶状体度数的局限性,故一期植入人工晶状体较难施行。但一期行白内障摘除联合人工晶状体植入的优点有利于早期视力重建、早期清除有潜在毒性的晶状体物质以及避免二期人工晶状体手术。对于儿童,行人工晶状体植入可避免发展为弱视。

四、并发性白内障

由于眼部炎症或退行性变,使晶状体营养或代谢发生障碍,导致晶状体浑浊。

【诊断】

本病常见于葡萄膜炎、视网膜色素变性、视网膜脱离、眼内肿瘤、青光眼、高度近视和低眼压等。并发性白内障发生机制尚未完全明了。文献指出:与炎症过程干扰正常晶状体代谢有关。除后囊下浑浊外,并发性白内障也可以核硬化或玫瑰花样浑浊为其表现形式,二者与老年性或外伤性白内障有时难以区别。正确的诊断有赖于参考外伤史、患者年龄以及是否存在能够引起并发性白内障的眼内疾病等情况。

【治疗】

1.治疗原发病。

2.手术疗法　手术应充分估计后囊膜本身是否受累,这在人工晶状体植入术或选择上具有一定的临床意义,白内障明显影响视力者可考虑白内障摘除及人工晶状体植入术。

五、代谢性白内障

内分泌障碍性疾病,可并发不同类型的白内障。内环境生化异常及先天性代谢异常情况下更为常见,从而对于与代谢性疾病有关的白内障的认识,不仅对眼科且对整个临床取证及鉴别诊断具有重要意义。

代谢性白内障包括:①糖尿病白内障;②半乳糖性白内障;③低钙性白内障;④营养障碍性白内障;⑤肝豆状核变性合并晶状体浑浊;⑥其他代谢性疾病引起的白内障。本节重点叙述糖尿病白内障。

【诊断】

糖尿病白内障是从密集的囊下小空泡形成开始,以中年糖尿病患者发病率最高。在糖尿病患者中,晶状体的这些小空泡可迅速发展成典型的灰白色斑片状浑浊,位于前后囊膜下皮质浅层,随着病情发展,晶状体陷于全面浑浊状态。在发病过程中,其独特性的病理变化是基质迅速发生的高度水肿,纤维肿胀变形,其结果晶状体膨胀增大。

临床上糖尿病白内障可分为两种类型:真性糖尿病白内障和合并老年性白内障。以后者为多见,临床表现同老年性白内障,不同的是发生早,进展较快,容易成熟;而真性糖尿病白内障多发生于30岁以下,病情严重的可有屈光的变化,其晶状体能在数天、数周或数月内完全浑浊。

【治疗】

1.病因治疗　糖尿病患者应严格控制血糖,对白内障明显影响视力时,应考虑手术治疗。

2.手术疗法　目前常用的方法有白内障摘除及人工晶状体植入术。临床上见已有糖尿病增生型视网膜病变者应在白内障手术前做视网膜光凝,术后应严密观察眼底病变。

六、后发性白内障

后发性白内障,即后囊膜浑浊,是指白内障囊外摘除术后或外伤性白内障部分皮质吸收后所形成的晶状体后囊膜浑浊。

白内障囊外摘除术后残留的晶状体囊上皮细胞向后囊移行、增殖是发生后发性白内障的根本原因。晶状体上皮细胞分布在晶状体前囊膜下及赤道部。前者由单层柱状细胞组成、无有丝分裂活性,而赤道部的晶状体上皮细胞分化增殖活跃,受到刺激后向后囊移行、增殖、形成纤维组织导致后发性白内障。以往的研究表明,成人白内障囊外摘除术后晶状体后囊膜浑浊的发生率可达50%,而儿童白内障术后2年的发生率接近100%。

【诊断】

1.症状　白内障患者术后一段时间后重新出现视力下降,重者出现视物变形,视力下降的程度与后囊膜浑浊程度呈正相关。

2.体征

(1)Elschnig 珍珠样小体:残留或新生的晶状体上皮细胞增殖形成外观形似珍珠的增殖体。

(2)Soemmemng 环:如果晶状体周边部残留的皮质较多,加之晶状体上皮细胞大量增殖,可形成不透明环形隆起,即 Soemmemng 环。

上述两种形态可同时存在,严重者纤维组织发生肌纤维化导致后囊膜浑浊、皱缩。

【治疗】

近年来白内障手术技术的提高,尤其是在儿童白内障手术时联合后囊膜环形撕除、前部玻璃体切除已使后发性白内障的发生率大大下降。人工晶状体的改良设计(如直角方形边缘)也有利于阻止术后晶状体上皮细胞的增殖、移行。当后发性白内障影响视力时,Nd:YAG 激光后囊膜切开术治疗极为有效,可以在视轴区重新建立透明的光学通路。如无条件进行激光治疗,也可进行手术将瞳孔区浑浊的晶状体后囊膜切开。

第二节　晶状体异位和脱位

正常情况下,晶状体由晶状体悬韧带悬挂于晶状体上,晶状体的前后轴与视轴几乎一致。如果晶状体悬韧带部分或全部破裂或损伤,可使悬挂力减弱或不对称,导致晶状体的位置异常。出生时晶状体就不在正常位置,称为晶状体异位。若出生后因先天因素、外伤或一些疾病使晶状体位置改变,称为晶状体脱位。晶状体外伤是最常见原因,外伤引起悬韧带断裂。先天性悬韧带发育不全或松弛无力。眼内一些病变如葡萄肿、牛眼或眼球扩张是悬韧带机械性伸长,眼内炎症,如睫状体炎使悬韧带变性,均能导致晶状体脱位或半脱位。

【诊断】

根据病史、症状和裂隙灯下检查结果,可以做出较明确的诊断。外伤性晶状体脱位者,有眼部挫伤史及其他体征。先天性晶状体脱位多为遗传病,如 Marfan 综合征、Marchesani 综合征和同型胱氨酸尿症。

1.晶状体全脱位

(1)脱入玻璃体内:前房深、虹膜震颤,检查眼底可见一白色透明球形物在玻璃体下方,早期尚可活动,长期后固定于下方,并与视网膜粘连。多不引起反应,也可导致晶状体过敏性葡萄膜炎和继发性青光眼。

(2)脱入前房:晶状体部呈金黄色反光圈,状如油滴,多沉于前房下方,可阻塞房角,可继发青光眼。

(3)嵌顿于瞳孔:晶状体一部分突至于前房内,阻塞房水道路,可继发青光眼或葡萄膜炎。严重外伤时角巩膜缘破裂,晶状体可脱位至球结膜下,甚至眼外。

2.晶状体不全脱位　瞳孔区可见部分晶状体,散瞳后可见晶状体赤道部,该区悬韧带断裂。单眼复视,前房深浅不均,虹膜震颤,查眼底可通过晶状体和无晶状体部分看到两个大小悬殊的眼底像。先天性晶状体脱位见于 Marfan 综合征、Marchesani 综合征和同型胱氨酸尿症,均为遗传疾病。Marfan 综合征是一种和遗传有关的先天异常,临床表现为体形瘦长、蜘蛛指(趾)、四肢及手足骨细长、头颅及颜面狭长、脊柱侧弯、椎肋骨融合、桶状胸、肌肉发育不良、皮下脂肪稀少,同时伴有心血管异常。由于悬韧带残弱,晶状体呈现脱位或半脱位。脱位时晶状体向鼻上方脱位,或整个脱入玻璃体腔。Marchesani 综合征是一种和 Marfan 综合征相反的先天发育异常。临床表现为体形短胖、四肢短小、胸颈部均粗短、皮下脂肪丰满。眼部表现为小球形晶状体,晶状体呈现脱位或半脱位,常向下移位。同型胱氨酸尿症的晶状体也常向下移位。

【治疗】

根据晶状体脱位程度进行治疗。

1.晶状体全脱位　脱于前房和嵌于瞳孔区应立即进行手术摘除;脱入玻璃体腔者,如无症状,可以随诊观察。如果发生并发症,如晶状体过敏性葡萄膜炎、继发性青光眼或视网膜脱离时,需将晶状体取出。如脱位于结膜下,应手术取出晶状体并缝合角巩膜伤口。当伤口接近或超过角膜缘 6mm 时,应在其周围冷凝,以防发生视网膜脱离。

2.晶状体半脱位　如晶状体透明,且无明显症状时,可不必手术。其所引起的屈光不正,可试用镜片矫正。如半脱位明显,有发生全脱位危险,或所引起的屈光不正不能用镜片矫正,也应考虑手术摘除晶状体。

参 考 文 献

1.孙兴怀,徐格致.眼科手册.上海:上海科学技术出版社,2011

2.廖瑞端,骆荣江.眼科疾病临床诊断与治疗方案.北京:科学技术文献出版社,2010

3.潘颜选.实用眼科诊疗手册.北京:金盾出版社,2012

4.刘政.临床眼科疾病诊疗学.广东:世界图书出版社,2013

5.高富军.简明眼科学.北京:人民卫生出版社,2010

6.王宁利.眼科疾病临床诊疗思维.北京:人民卫生出版社,2011

7.陈红娟,李军,鲁静.眼科疾病的诊疗与护理.天津:天津科学技术出版社,2010

8.魏文斌.同仁眼科诊疗指南.北京:人民卫生出版社,2014

9.黎晓新.现代眼科手册.北京:人民卫生出版社,2014

10.蒋沁.眼科主治医师手册.江苏:江苏科学技术出版社,2011

11.赵桂秋.眼科学临床实践指导.北京:人民卫生出版社,2011

12.张虹,杜蜀华.眼科疾病诊疗指南.北京:科学出版社,2013

13.姜伟.眼科临床药物手册.江苏:江苏科学技术出版社,2008

14.王洁,张璐,宋昊刚.眼科临床备忘录.北京:人民军医出版社,2012

15.万小平,陈金鹏.眼科疾病诊疗.湖北:湖北科学技术出版社,2013